Pole Dance Avanzado

Para Fitness y Diversión

Por

Danni Peck

Traducido por

Areaní Moros

i

Introducción al Pole Dance Avanzado

Ya has aprendido lo básico, sabes algunos de los movimientos intermedios clave; es hora de que conozcas movimientos avanzados. Ahora, los movimientos avanzados sólo se deben intentar si se sabe cómo hacer cuatro cosas: escalar fácilmente un tubo, sentarse en el tubo, mantenerse en el tubo con sólo los brazos, y ser capaz de invertirse sin patear para impulsarse. Si eres capaz de hacer todo esto, serás capaz de hacer algunos de los movimientos más avanzados.

La seguridad es primordial, y si no te sientes totalmente lista, no desesperes. Trata de mejorar un poco. Pero, si estás lista para asumir el desafío y trabajar en estos movimientos más avanzados de *pole*, entonces ahora es el momento.

Este libro te dará el resumen sobre los mejores giros, inversiones, trabajo de piso, poses, e incluso algunos *tips* sobre cómo hacerlos todos. Al aprender pole dance, lo mejor es asegurarte de ir construyendo tu fuerza cada vez que practiques, sobre todo porque esa fuerza crecerá con el tiempo. Si estás lista para esto, entonces vamos a empezar con este divertido e informativo libro sobre pole dance.

Inversiones de nivel Avanzado

Probablemente ya conoces las inversiones básicas, pero ahora es el momento de hablar de las inversiones avanzadas. Debes intentar estas después de que hayas trabajado en las básicas y domines estos trucos. Tómate tu tiempo con todas estas, aprendiéndolas progresivamente.

Media Luna

Esta es una de las inversiones más simples, sobre todo porque si has aprendido a hacer una Palanca o *layback*, esta es una variación. Para hacerla, sube el tubo hasta lo más alto que quieras ir, y luego cruza las piernas cerca del área del tobillo. A continuación, inclina tu torso hacia atrás, hasta posicionarte como en una Palanca. Una vez que lo hagas, simplemente intenta arquearte lo más atrás posible y, de allí, pon tus brazos sobre tu cabeza para agarrar el tubo. Desliza las piernas hacia abajo lentamente, aún cerradas. Tu objetivo con esto es crear la forma de una luna creciente, de ahí el nombre. Puede tomar un poco acostumbrarse a este truco, pero dominarlo te llevará aún más lejos.

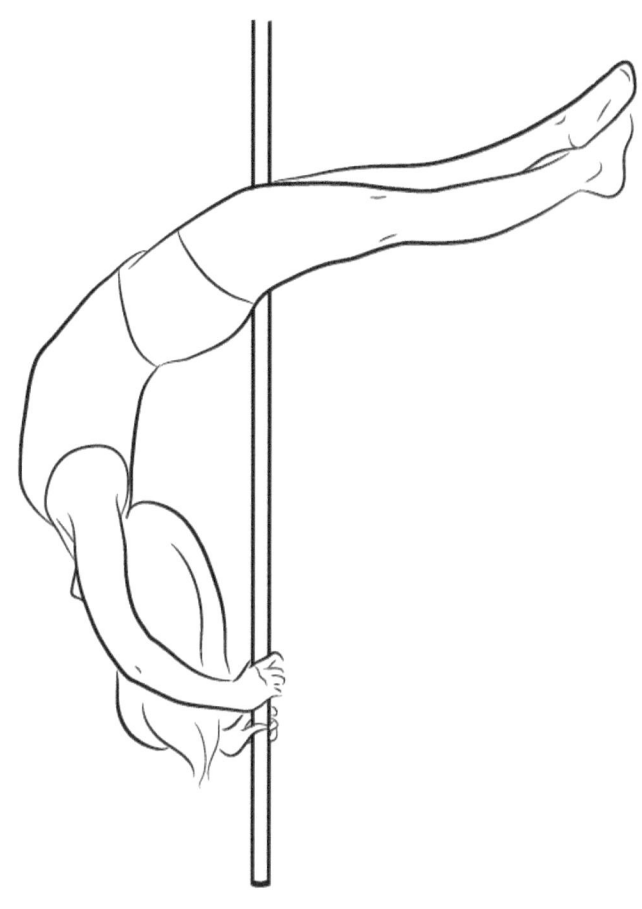

Escorpión

Esta es otra divertida inversión a la que toma un poco de tiempo acostumbrarse. Para comenzar, necesitas saber cómo hacer una inversión básica. Una vez que la hagas, pon la pierna interna en la parte delantera del tubo con agarre de corva, y desde allí deja que tu pierna exterior baje y la tengas a nivel de la cintura. Los dedos de tus pies deben estar en punta. Una vez que te sientas cómoda, puedes soltar las manos. Esto no es obligatorio, pero si sientes que puedes hacerlo, intenta una mano a la vez.

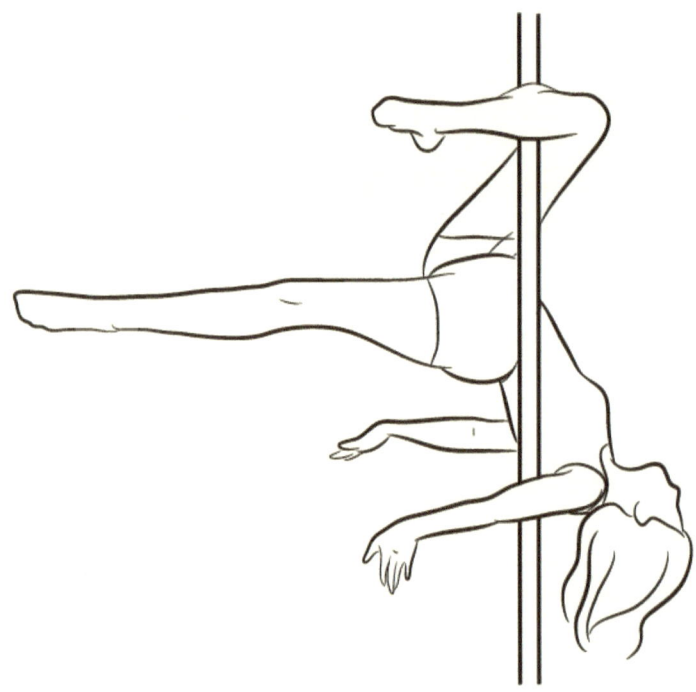

Géminis

Comienza con una inversión básica. Esta vez, pondrás tu pierna exterior envolviendo el frente del tubo y no la pierna interna, la cual dejarás entonces caer y que cuelgue recta, perpendicular al tubo. Apunta los dedos de los pies. Una vez que estés lista y hayas dominado la pose, intenta quitar las manos una a la vez y déjalas que caigan con naturalidad. También puedes doblar la pierna de abajo y sujetar el pie con una o dos manos.

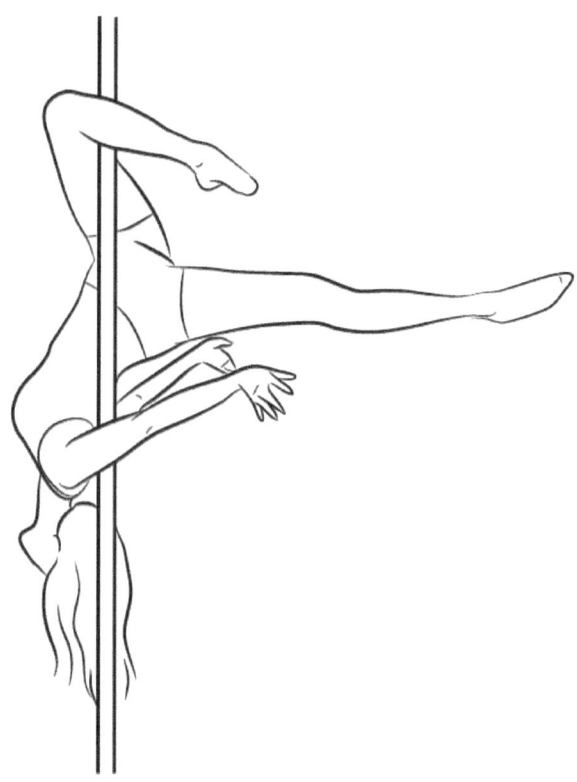

Súper Inversión en "V"

Esencialmente, esta es muy similar a la típica súper inversión. Sin embargo, en lugar de simplemente mantener tus piernas unidas hacia arriba, las abrirás y llevarás hacia abajo, por encima de tu cabeza y las mantendrás allí en forma de "V". Debes usar tu núcleo y activarlo antes de empezar a empujar las piernas por encima de tu cabeza. Desde allí, estira las piernas, apunta los dedos de los pies, y definitivamente sentirás el efecto mientras mantienes allí la posición.

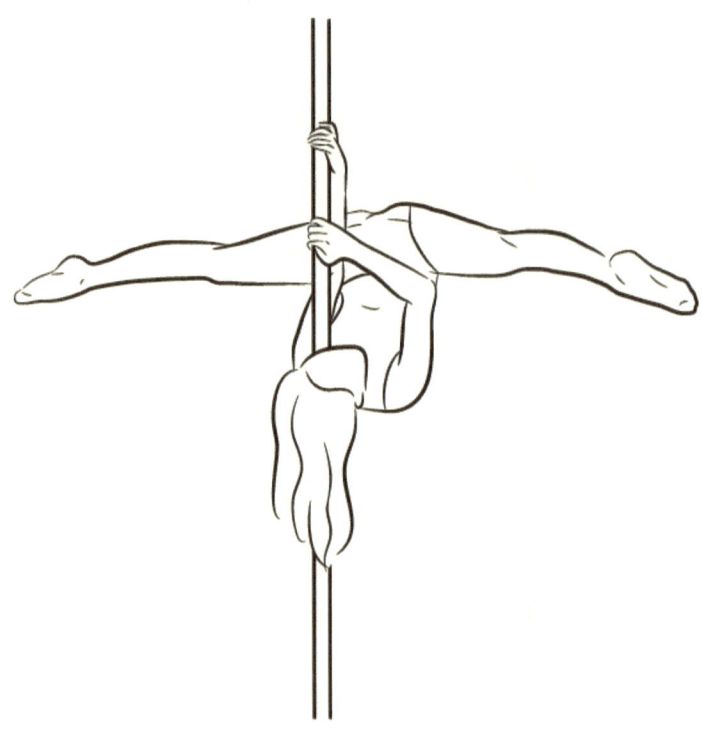

Delfín o Crucifijo de una pierna

Para hacer este truco, realiza la pose de Crucifijo invertido, y de allí, pon tu pierna izquierda contra el tubo, sosteniéndolo, y extiende la otra hacia abajo. Debes intentar arquear tu espalda levemente hacia arriba, alejando tu torso del tubo y extender los brazos hacia atrás. Esto requiere un poco de habilidad y equilibrio, y tal vez no sea algo que puedas hacer tan fácilmente.

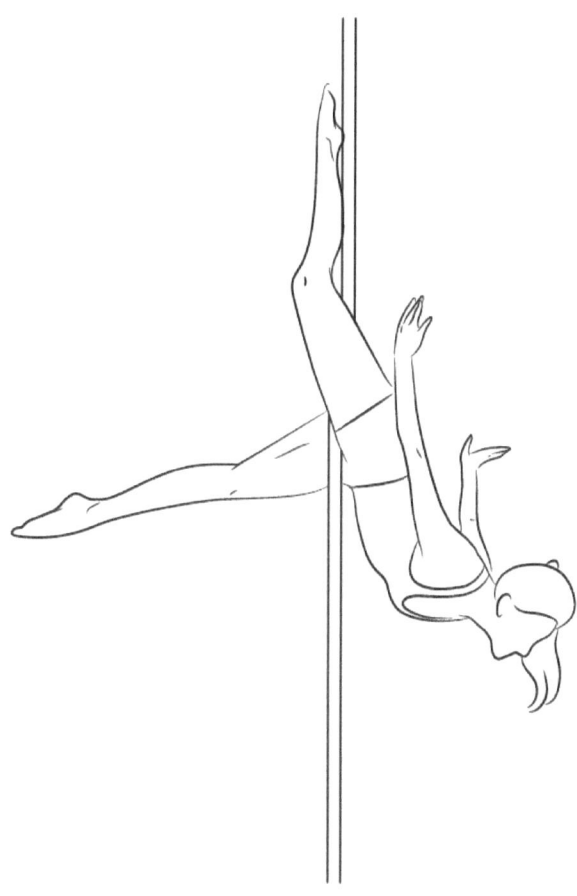

Mariposa Extendida

Esta inversión es un poco más dura, pero es divertido intentarla. Para hacerla, debes comenzar en una posición invertida normal, y poner tu pierna derecha contra el tubo, enroscando tu pie alrededor de él. Pon tus manos en un agarre extendido o *split* y mantenlo allí. Lleva hacia atrás la otra pierna y apúntala hacia afuera, tratando de crear lo más cercano a un ángulo recto como sea posible. Este es un movimiento al que toma un poco acostumbrarse, pero es divertido para cualquiera que disfruta las inversiones.

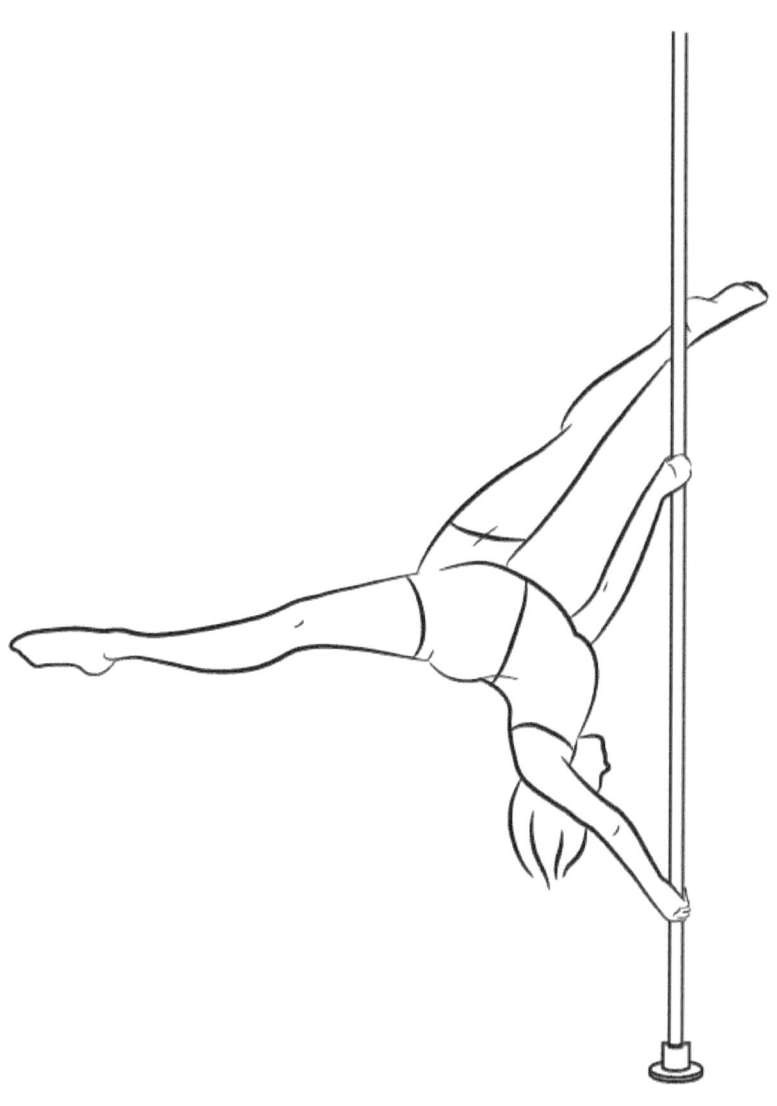

Duquesa

Parecerás una reina con este movimiento de *pole*. Comienza desde una inversión básica. A partir de ahí, envuelve tu pierna exterior contra el tubo y luego sujeta tu otra pierna. Ahora inviértelas, para que tu pierna interior esté contra el tubo, sosteniendo tu cuerpo cerca de la zona de la cintura. Extiende tu pierna externa y sostenla allí. Puedes soltar las manos una vez que te sientas cómoda. Este es un truco más difícil ya que requiere que tengas todo el agarre en ese punto, y podría tomar un poco de tiempo y esfuerzo para acostumbrarte a sostener tu cuerpo así. Inténtalo, y luego trabaja para mejorarlo con el tiempo.

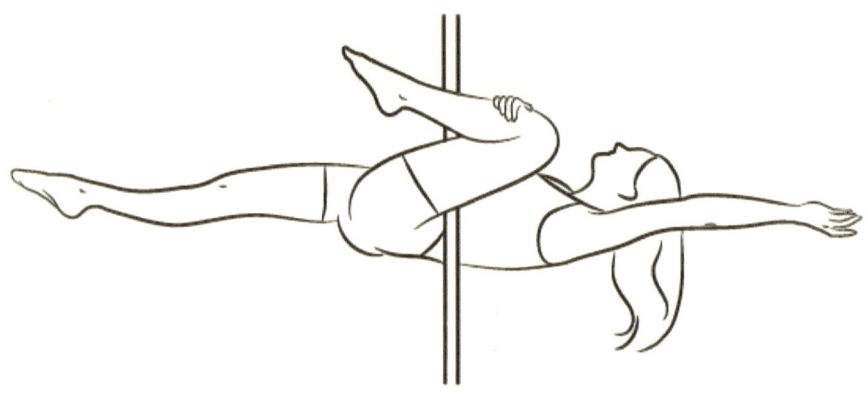

Delfín contrario o Hip Lock Walk Down

Este es un descenso invertido muy complicado. Técnicamente es un deslizamiento, pero tendrás que invertirte y mantenerte antes de deslizarte hacia abajo. Para comenzar, entra en tu posición invertida típica, con tu pierna externa recta y detrás del tubo enganchando el tobillo, mientras que la pierna interna está doblada y agarrando el tubo a nivel de la rodilla. Desde allí, desciende lentamente. Si no has acondicionado el área, te arderán los músculos, así que está atenta a esto si se te dificulta.

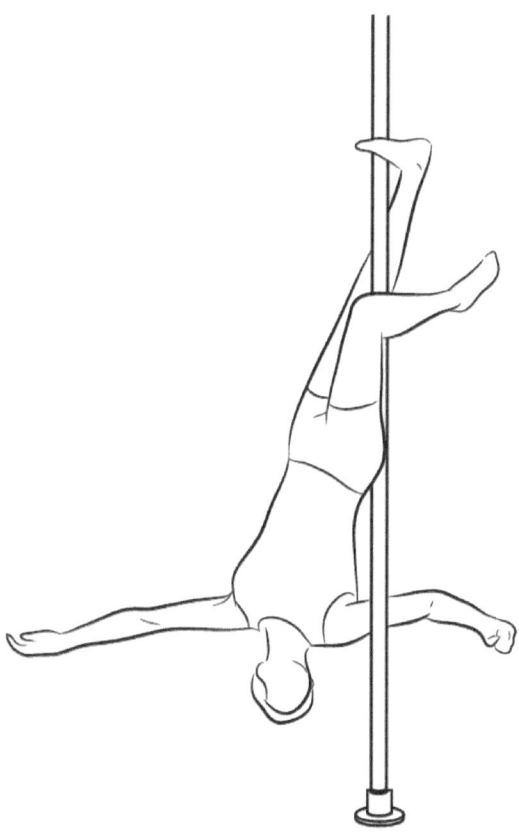

Allegra

Para hacer este truco, debes comenzar en la posición invertida básica. Desde allí, coloca tu pierna interior en el lado derecho del tubo y extiéndela bien. Con tu brazo derecho ubicado justo detrás de ella, sostenla contra el tubo. Ahora, comienza a extender la pierna izquierda hacia atrás, y sujeta el pie con tu mano izquierda. Este es uno de los movimientos que prueban tu flexibilidad, así que asegúrate de estirar un poco antes de intentarlo.

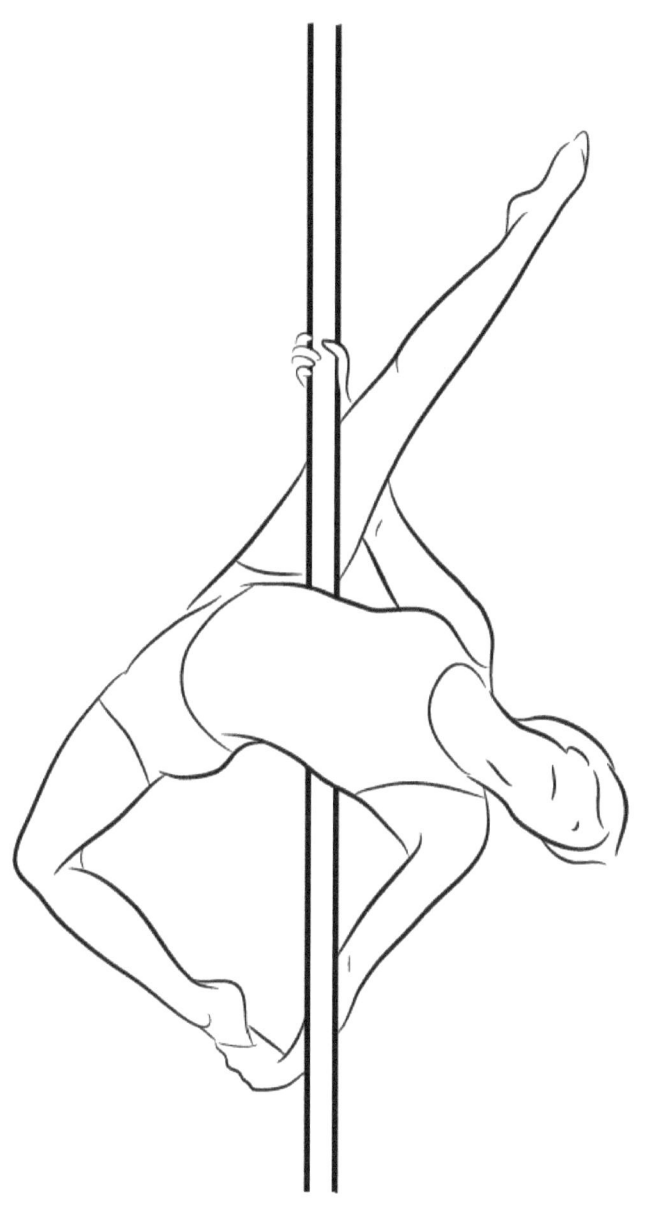

Arquero

Esta es otra inversión divertida. Para comenzar, posiciónate en una inversión estándar. Desde allí, envuelve el tubo con tu pierna interior extendida, enroscando el tobillo. Ten las manos en un agarre *split*, sosteniéndolo allí. Dobla tu pierna exterior detrás de ti, manteniéndola allí. Esto requiere mucha fuerza en los brazos, ya que soportarán la mayor parte del peso.

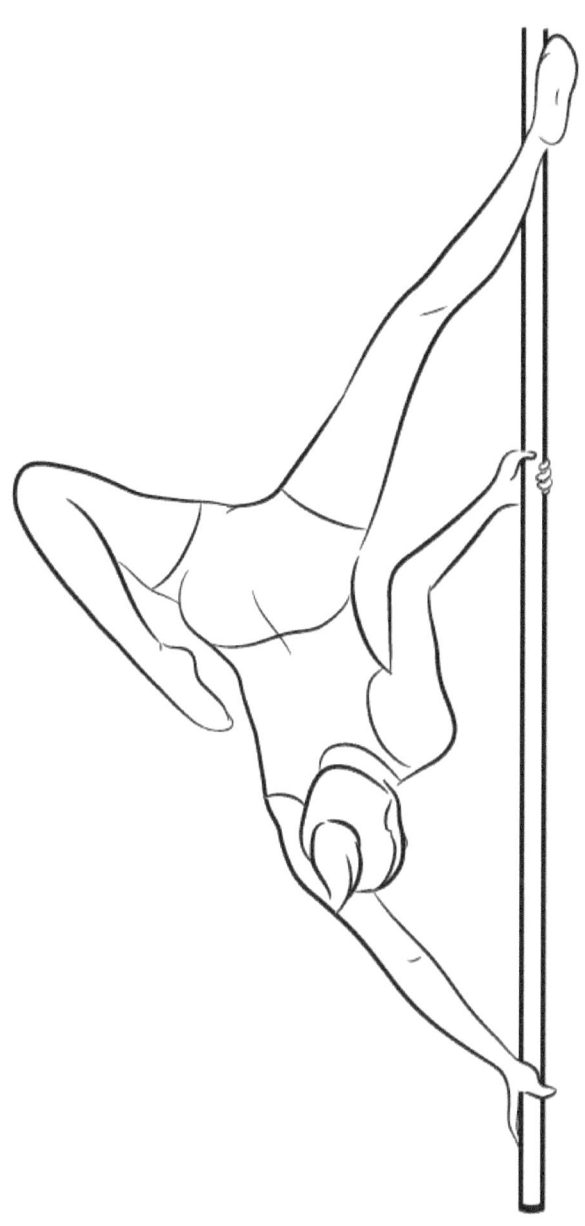

Splash

Este truco es similar a la Media Luna, pero requiere aún más flexibilidad. Para empezar, escala el tubo, cruza los tobillos e inclínate hacia atrás lentamente, como en una Palanca. Esta vez sin embargo, en lugar de hacerlo parcialmente, mantén las piernas rectas y la espalda ligeramente curvada. Agarra el tubo con tus manos y empuja los brazos hacia arriba en paralelo hasta que estén a unos 15cm de donde tienes cruzados los tobillos. Quédate ahí. Esta es una posición más difícil de mantener, simplemente por el hecho de que requiere que estés perfectamente recta y que tengas cierta flexibilidad en tu núcleo y espalda.

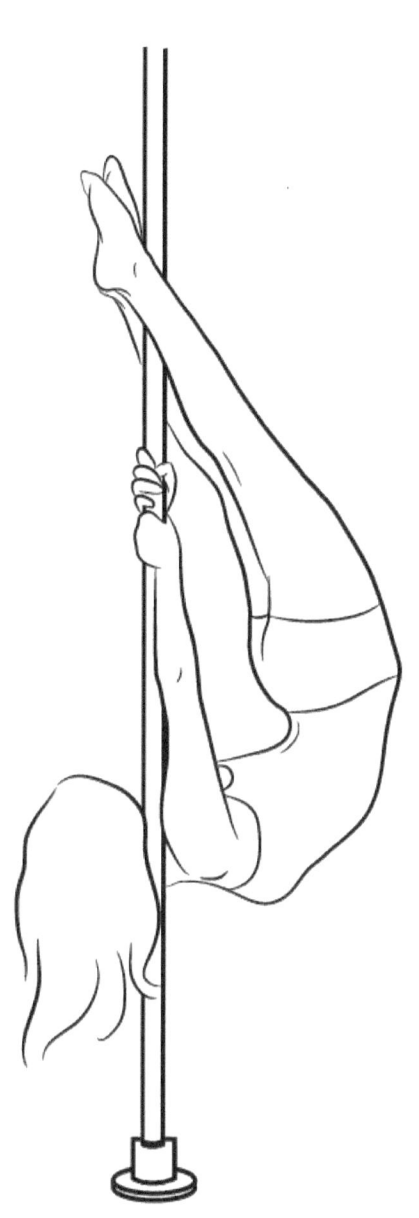

Sexy Flexy

Este es un movimiento sexy y genial para quienes aman ser flexibles. Para comenzar entra en posición invertida típica. Desde allí, envuelve tu pierna interior alrededor del tubo. Mantenla allí y deja que tu rodilla agarre el área. A continuación extiende tu pierna exterior lo más lejos que puedas. Esfuérzate por sujetarla con tu mano exterior, lo más cerca de la punta que puedas, y extiende tu otro brazo hacia abajo. Quédate ahí. Esto requiere una gran flexibilidad, así que asegúrate de estirar de antemano.

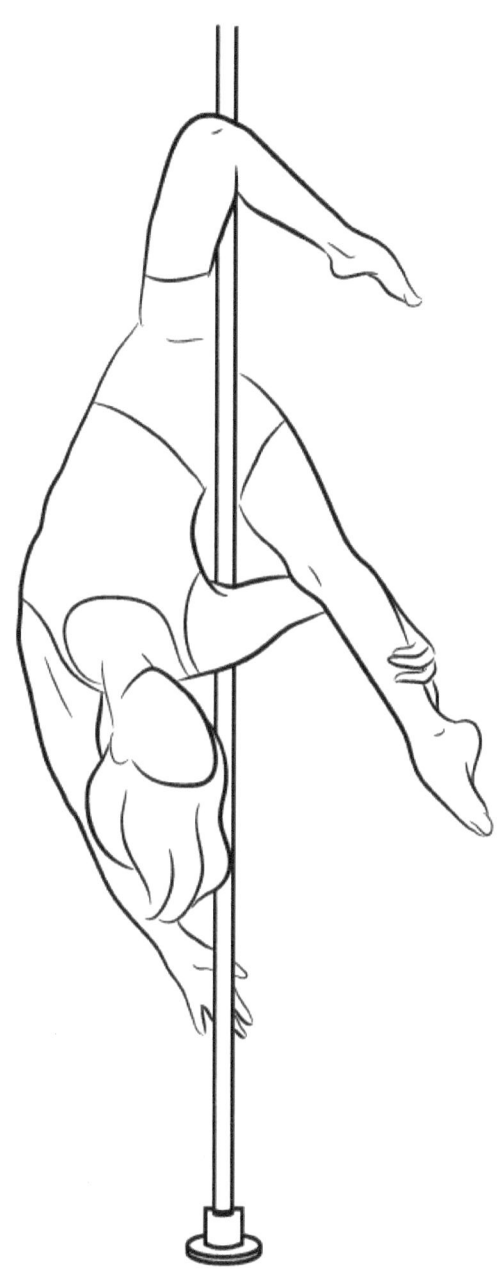

19

Teddy Pike

Esta es otra pose divertida para probar. Para comenzar, debes tratar de sostener el tubo en la posición de *pike*, con el brazo envolviendo el tubo en el área del codo. Eleva tus piernas, perfectamente rectas, y lleva los pies a tu cabeza. Mantenlas allí, envolviéndolas con tus manos. Utiliza tu fuerza en torso y brazos para sostenerte hacia arriba.

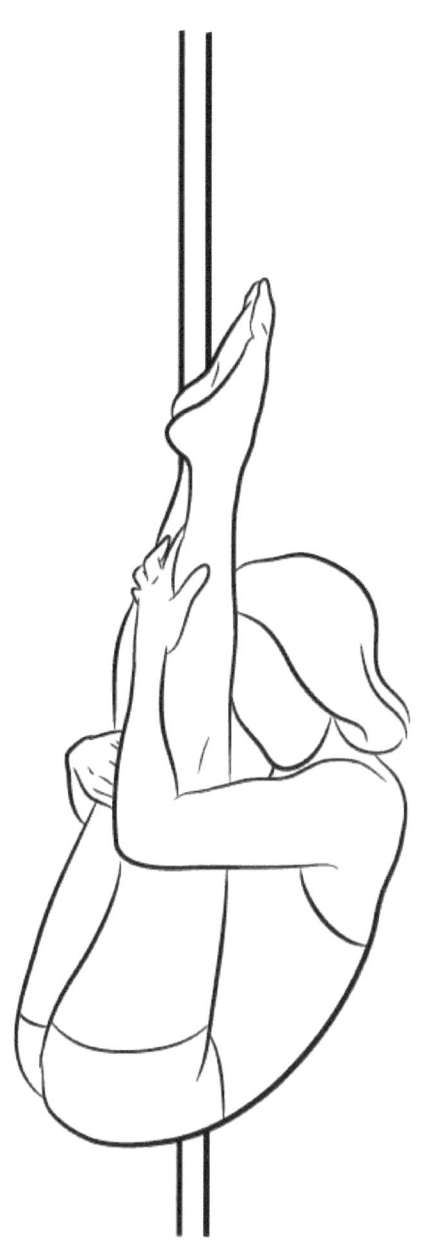

Eros

Esta es una complicada y divertida inversión. Para comenzar, entra en posición invertida. Desde allí, mantén tu mitad superior detrás del tubo, envuelve tu pierna izquierda desde el frente del tubo, enganchando con tu rodilla. A partir de ahí, debes extender la otra pierna lo más que puedas, mientras separas tu torso del tubo, sosteniendo la posición.

Toma un poco acostumbrarse a estas inversiones, pero una vez que las aprendes, definitivamente tendrás un repertorio de movimientos mucho mejor. Muchas de ellas son variaciones de la inversión básica, así que asegúrate de aprender a hacer esta primero.

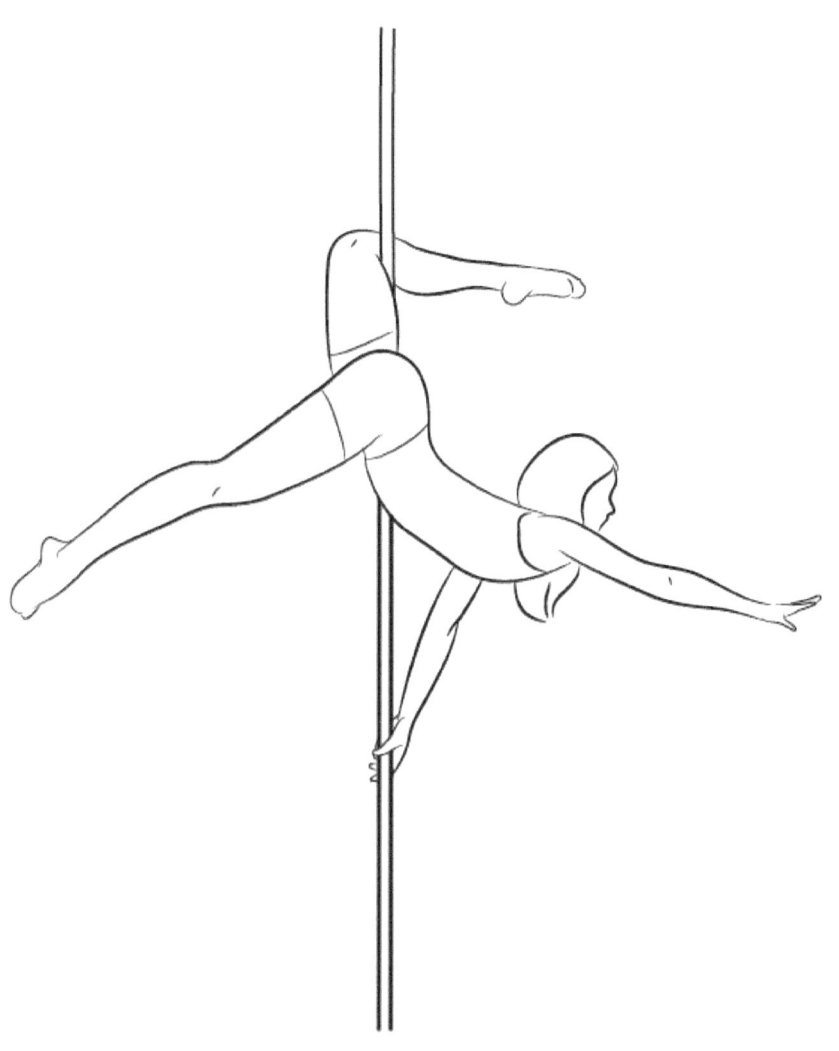

Poses Avanzadas

Realizar poses es genial, especialmente en un tubo estático. Hay muchas que son más avanzadas que los movimientos típicos de *pole*. Este capítulo repasará cuáles son las distintas poses que puedes hacer y cómo lograr cualquiera de ellas.

Géminis Handstand

Esto es muy similar al *Handstand* típico, pero con un toque de Géminis. Para empezar, párate de manos, ya sea desde el tubo o desde el suelo. Desde allí, dobla tu pierna interior, envolviéndola alrededor del tubo y luego abrázalo allí, extendiendo la otra pierna detrás de ti. Debes sentir un ligero tirón cuando lo hagas. Luego extiende las piernas hacia los lados a manera de *split*, con la cadera apoyada en el tubo. Esto también es genial si estás luchando para aprender a hacer un *handstand* normal, ya que serás capaz de mantenerlo aquí a medida que avances.

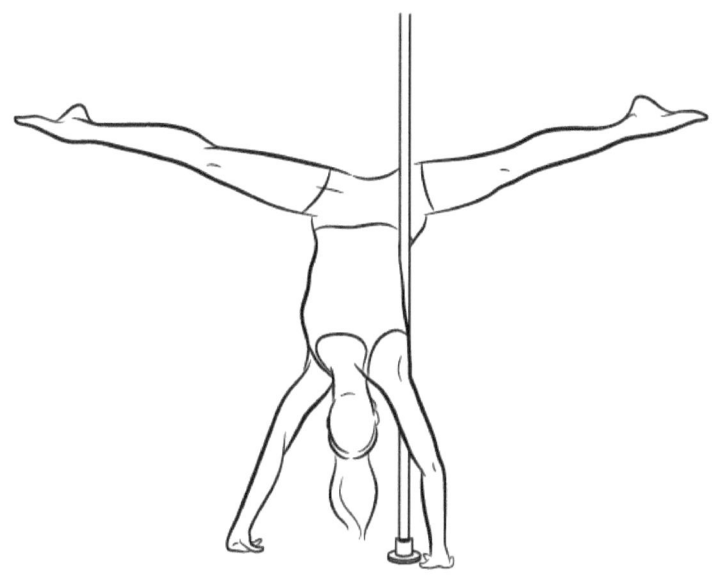

Split Ruso o Torre de Pisa

Para hacer este truco, ubícate justo al lado del tubo, con el pie de la pierna con que mejor haces *split* apoyado en punta, o *relevé*, contra la base (también puedes aprender a hacerlo desde arriba en el tubo). Lleva la otra pierna atrás y engancha la corva al tubo, para sostenerte mientras te inclinas y colocas tus manos en un agarre partido, con tu mano dominante sobre la otra, como abrazando la pierna boca abajo. Ahora extiende completamente la otra pierna, con los dedos en punta, y suéltala poco a poco hacia abajo, buscando pegar la frente de la rodilla y haciendo un *split* en ángulo con el tubo. Toma un poquito de tiempo aprenderlo, pero ciertamente lucirá muy bien cuando lo hagas.

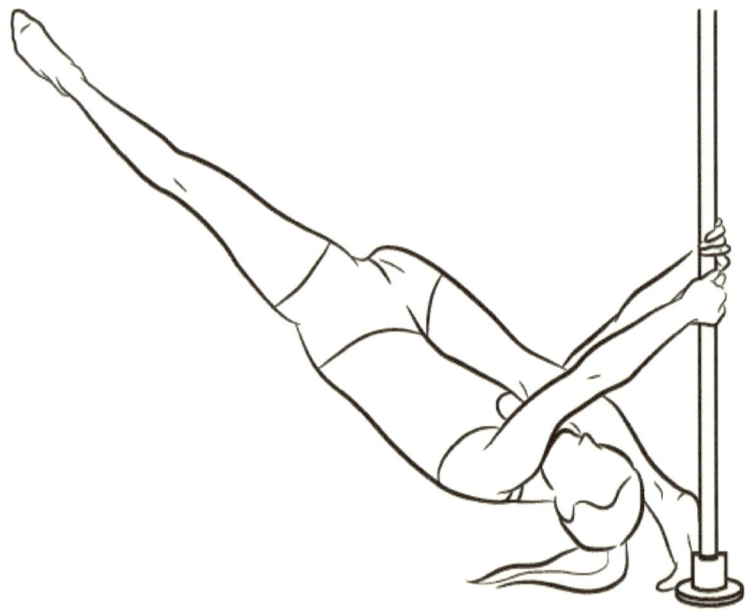

Marley

El Marley es un movimiento avanzado de *pole*, divertido y fácil de aprender. Comienza con una inversión. A partir de ahí, envuelve tu pierna derecha en la parte superior del tubo haciendo enganche de corva, y luego ubica tu pierna izquierda debajo, flexionada por detrás del tubo. Desde allí, puedes empujar tu espalda hacia atrás y sujetar tus pies con las manos, tratando de mantener el torso casi horizontal. Sentirás el estiramiento, y es un gran truco para aprender si estás luchando para cambiar de estar con tu espalda hacia el suelo, a tener tu pecho hacia el suelo.

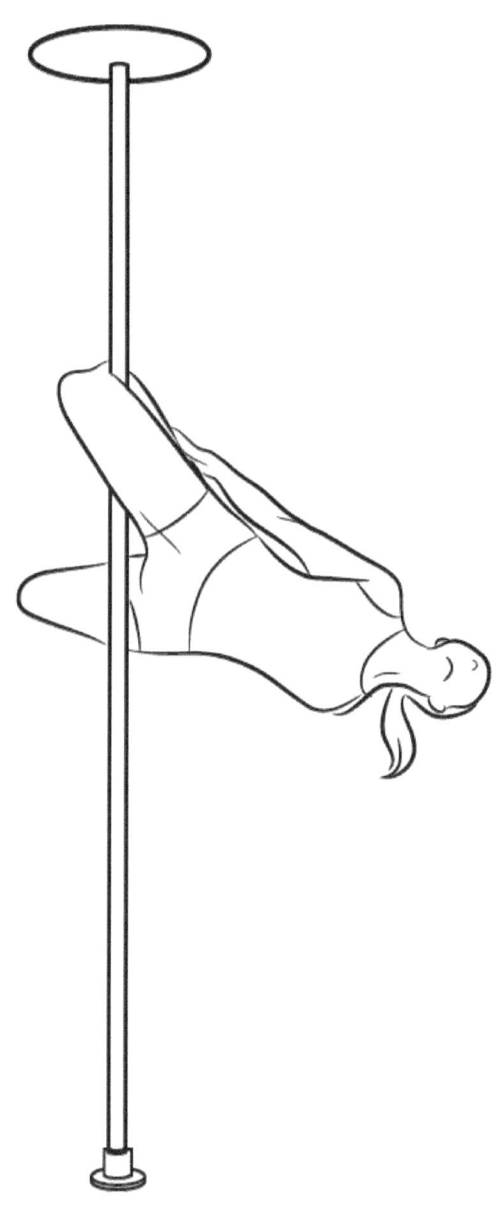

Marley Manos-Libres

Esta es una versión más avanzada del Marley. Comienza en posición invertida, con tu pierna exterior debajo de la pierna interior. Dóblalas entonces haciendo el agarre de corva, y luego simplemente reclínate hacia atrás, soltando tus brazos uno a la vez. Este es un movimiento complicado al que tomará un poco de tiempo acostumbrarte, y si deseas mantener tus manos allí, puedes hacerlo.

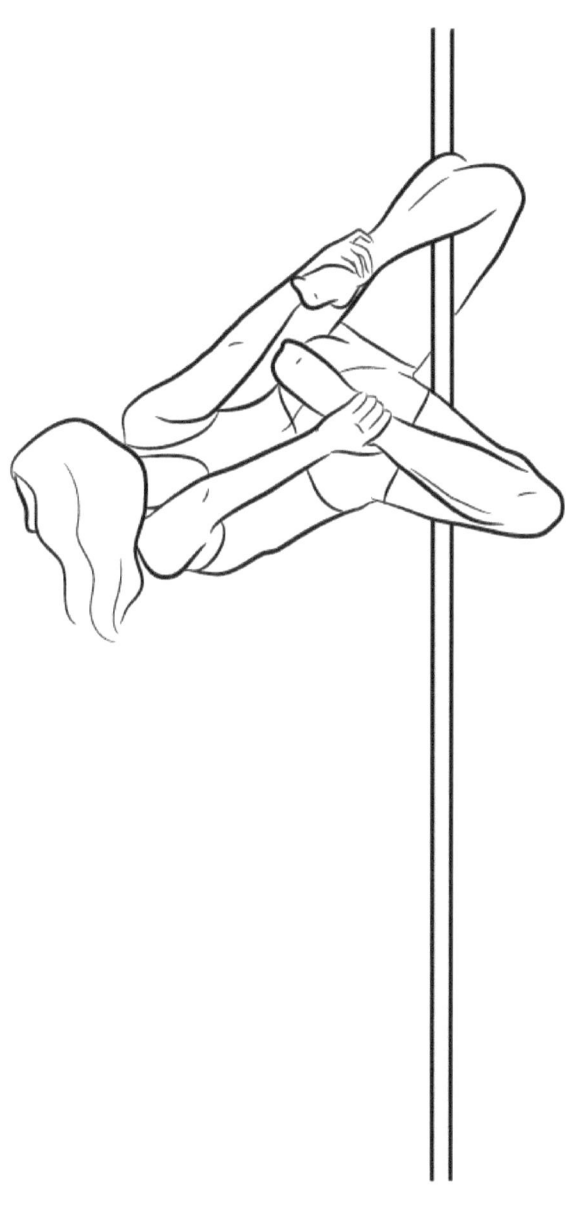

Lápiz

Para hacer esta pose, debes tener tu mano dominante unos 30cm sobre tu cabeza, con la otra mano en un agarre *split*. A partir de ahí, patea el piso para impulsarte, utilizando la fuerza del brazo dominante para tirar de ti y elevarte. Hay quien prefiere simplemente tirar del brazo más cerca, y luego relajarlo para bajar. También puedes detenerte cada vez y luego despegar de nuevo si eso es lo que estás pensando hacer. Esta también es una gran manera de construir fuerza en los brazos.

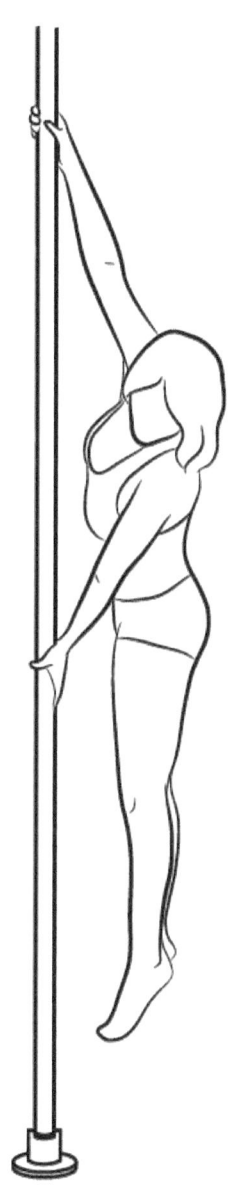

Aprendiz o Star

Esta es una gran pose invertida para aprender. Debes comenzar en una pose de escalada, por lo general en "silla". Desde allí, coloca tus manos en un agarre *split* amplio, con tu pierna derecha extendida hacia arriba, por delante de donde está tu mano, es decir entre tu brazo y el tubo. Extiende tu pierna izquierda lo más afuera posible, sosteniéndola hacia abajo. A continuación, puedes mantenerte allí con la pierna extendida.

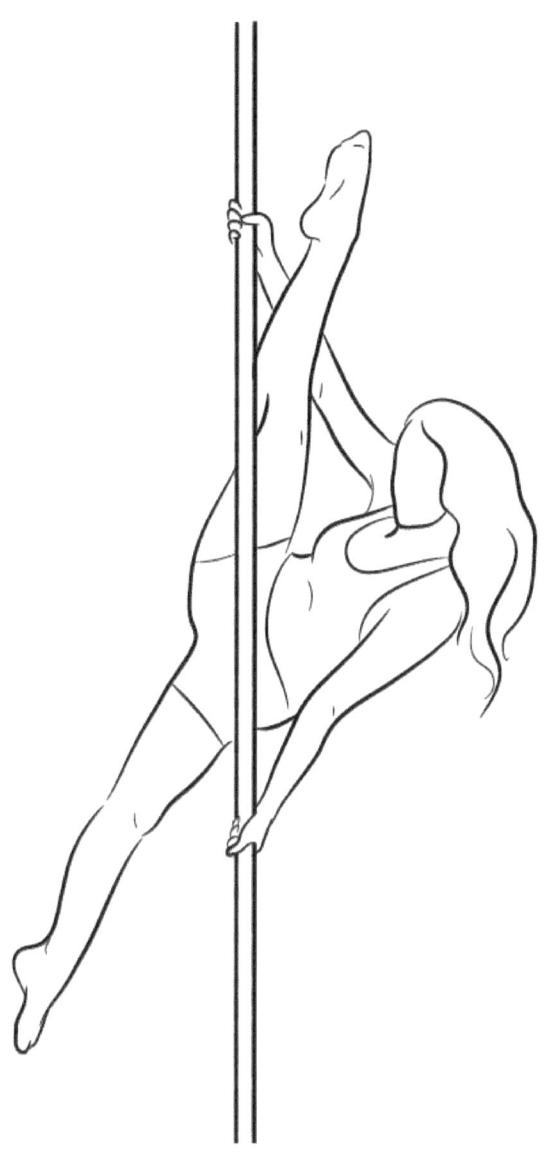

Doble Gancho de Pierna o Genio

Para comenzar esta pose, puedes hacerlo desde una posición básica sobre el tubo. Haciendo agarre con tu mano interior, engancha la pierna de ese lado contra el tubo, con agarre de corva. Haz lo mismo con la otra pierna, enganchando también con la rodilla. Desde allí, extiende tu otro brazo hacia arriba y sostén allí la pose. Esta es una gran manera de realmente construir tu agarre en las rodillas, o corvas, así que definitivamente pruébalo si así lo deseas.

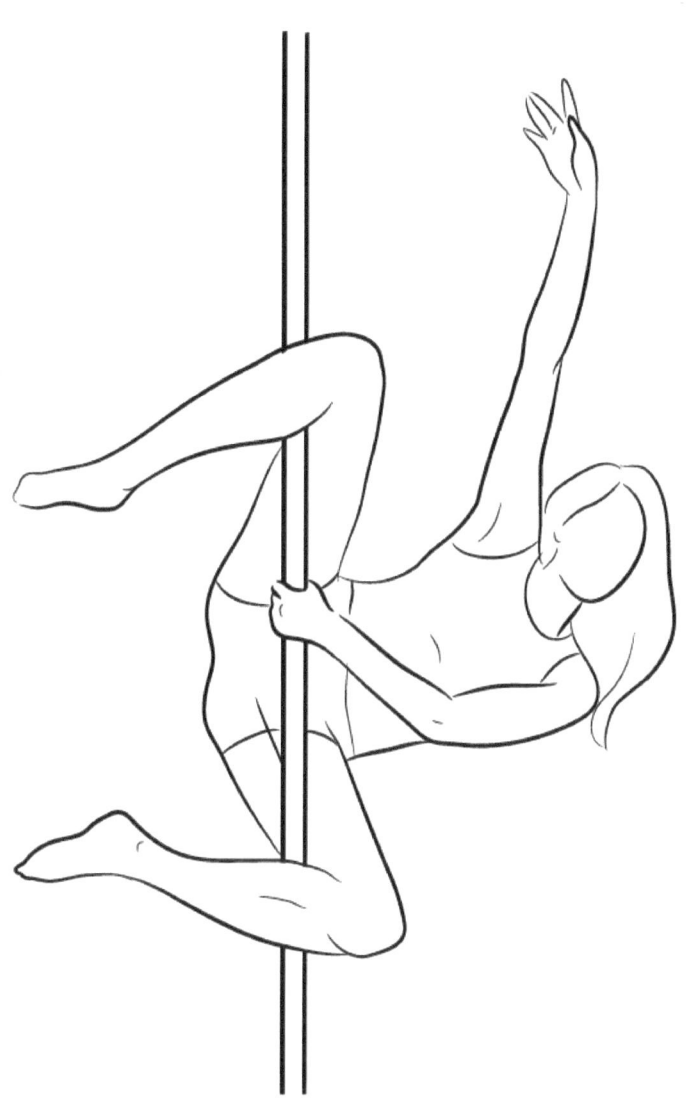

Agarre de Rodilla o Knee Bocker

Este es similar al "Genio", pero aquí el agarre, en vez de hacerse con la zona del muslo y ambas rodillas en enganche de corva, será con las rodillas solamente. Comienza en la misma posición en el tubo, y después haz enganche de corva con tu pierna derecha. Ahora flexiona la pierna izquierda y ubícala por debajo, pero esta vez apoyando el frente de la rodilla en el tubo, haciendo presión allí. Ahora deja que sean tus rodillas las que soporten tu peso. A continuación, puedes soltar los brazos muy lentamente, uno a la vez. Como advertencia, este agarre es muy difícil de mantener, sobre todo debido a la zona con la que estás agarrando el tubo. Sin embargo, una vez que te acostumbres a esto, sentirás la diferencia y podrás mantener el agarre mucho mejor.

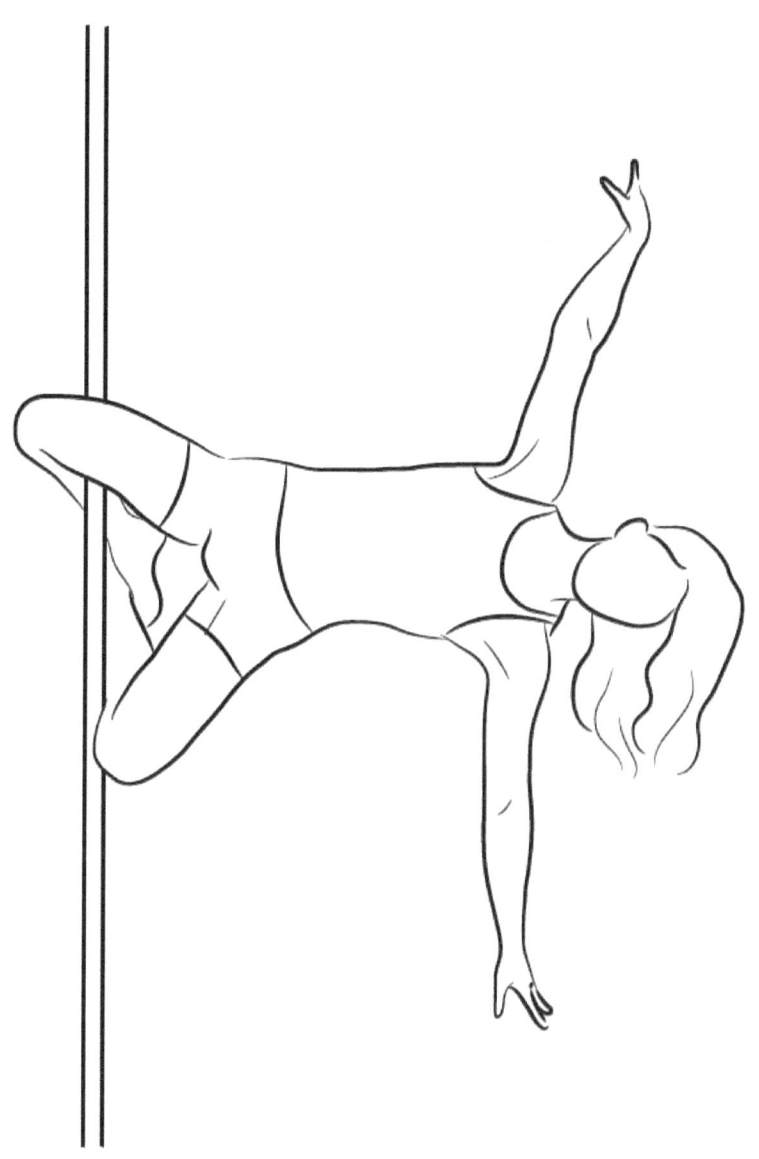

Flat Line o Poste

Este es otro buen truco para probar desde la posición básica en el tubo. Comienza desde allí y engancha tu pierna interior alrededor del tubo, haciendo agarre con la rodilla. Extiende tu pierna exterior todo lo que puedas. Debes agarrar el tubo con tu brazo exterior, lo más extendido hacia atrás y abajo posible, a la vez que extiendes hacia afuera completamente tu otro brazo. Mantén esto y notarás cuánta fuerza de brazos necesitas para lograrlo.

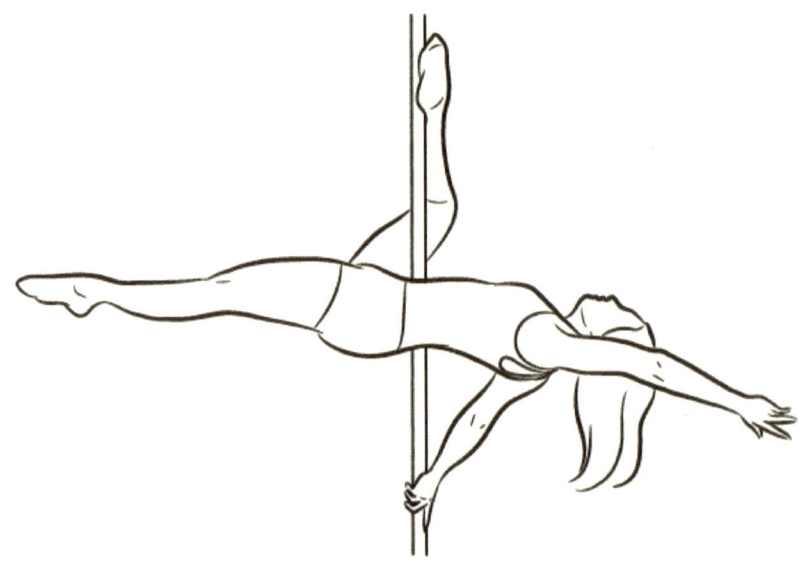

Princesa

Esta es una variación de otros movimientos que tal vez viste en la guía intermedia. Para comenzar, debes agarrar el tubo con tu pierna interior, sosteniéndolo allí en enganche de corva. Ten tu otra pierna estirada y derecha contra el tubo. Sostén simplemente con tu rodilla, usando tu mano interna para agarrar esa pierna para más soporte. Con el tiempo, puede que ni siquiera tengas que hacer eso. De allí, extiende tu mano más lejos, sosteniéndola allí. Este truco es "matador" en el área de la rodilla, pero ayuda con el acondicionamiento también.

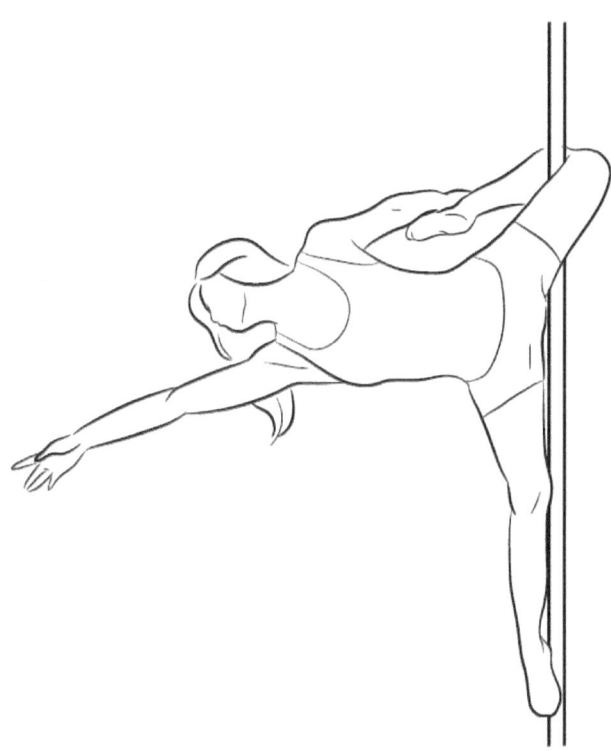

Superman

El Superman es una de las posiciones de *pole* que resulta difícil para algunas personas, ya que pasan de estar con la espalda al suelo, a estar de frente al suelo. A menudo, la mejor manera de entrar en él es a través de una inversión. Desde allí, realiza enganche de corva izquierda y pierna derecha extendida. Cambia el agarre de manos a uno *split*, por arriba y abajo de tus piernas. A continuación, libera el enganche de corva y extiende la pierna a la vez que giras el cuerpo para quedar boca abajo. Suelta y extiende tu otro brazo hacia el frente. Para un desafío aún mayor, puedes incluso hacerlo sin la mano en el tubo, pero es bastante duro y requiere un agarre de pierna muy fuerte.

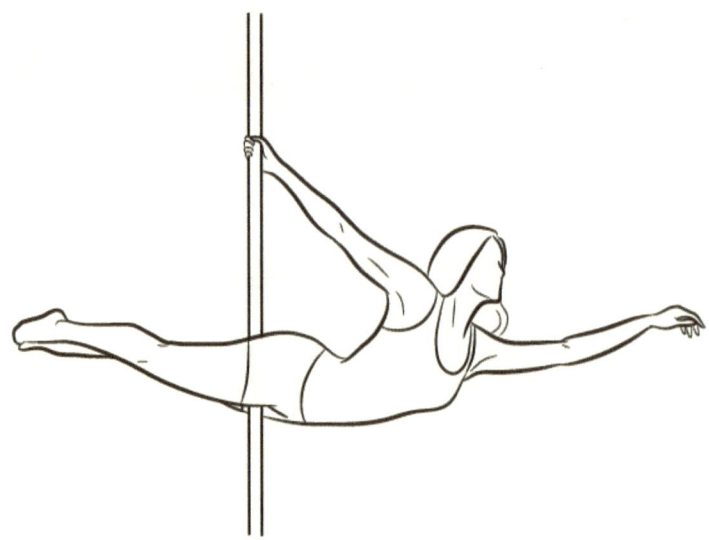

42

Superman Acostado o Súper Woman

Si estás luchando con el Superman, hay una variación, y puedes hacerlo de otra manera. Escala el tubo y entra en un *Pike*. Desde allí, con las piernas estiradas, tobillos cruzados y agarre entre los muslos, deja ir tu torso hacia atrás hasta formar una línea recta. Sostén el tubo con tu mano interior por debajo de ti y extiende tu otro brazo. Debes mantener la pose durante el tiempo que puedas. Esto puede ser bastante brutal, así que asegúrate de tomarte el tiempo necesario para hacerlo.

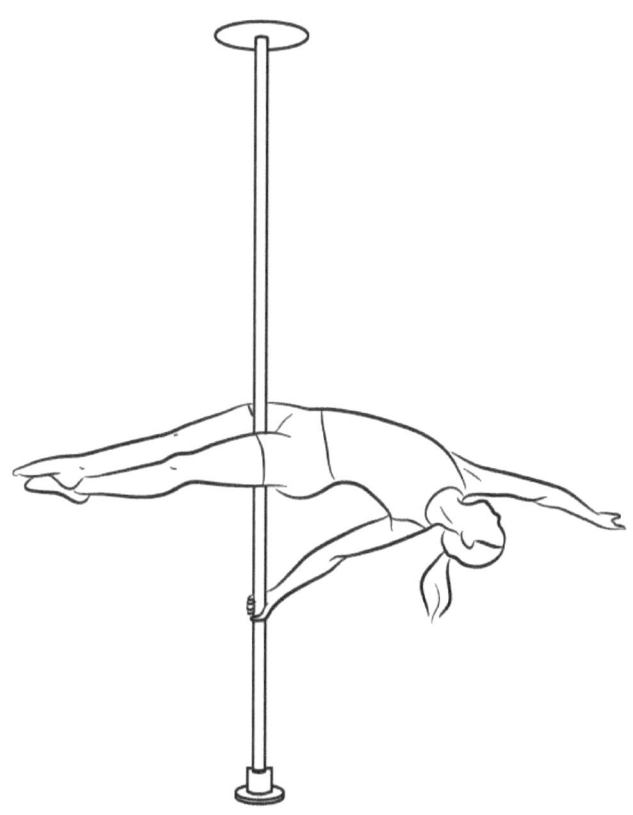

Skater

Esta es una buena pose con agarre de brazo y pierna, y es una de las poses avanzadas más fáciles. Para comenzar, sostén el tubo con tu mano exterior por encima de tu cabeza y envuélvelo con la pierna exterior, abrazándolo con el tobillo. A continuación, flexiona tu otra pierna hacia atrás (en *"passé")*, manteniéndola allí tan lejos como puedas, sujetando el pie con tu mano libre. Esta es una pose sencilla pero que luce bonita, si buscas una un poco más fácil.

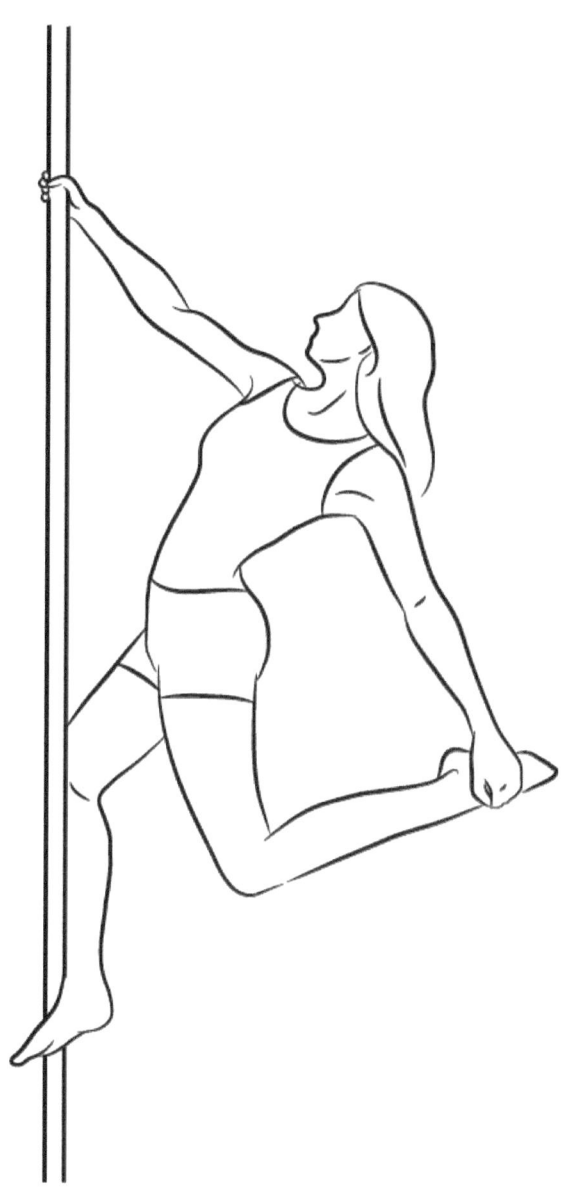

Teddy Invertido Manos-libres

Este movimiento es un poco más difícil de hacer. Para comenzar, haz una inversión, extendiendo una pierna hacia fuera. Agarra el tubo por la axila y la parte interna del muslo de tu otra pierna, la cual enroscarás en el tubo. Abre y extiende los brazos, y déjate colgar hacia atrás. Esta es una pose que toma un poco de tiempo dominar cuando estás trabajando con tus agarres, pero definitivamente puede verse impresionante si sabes lo que haces.

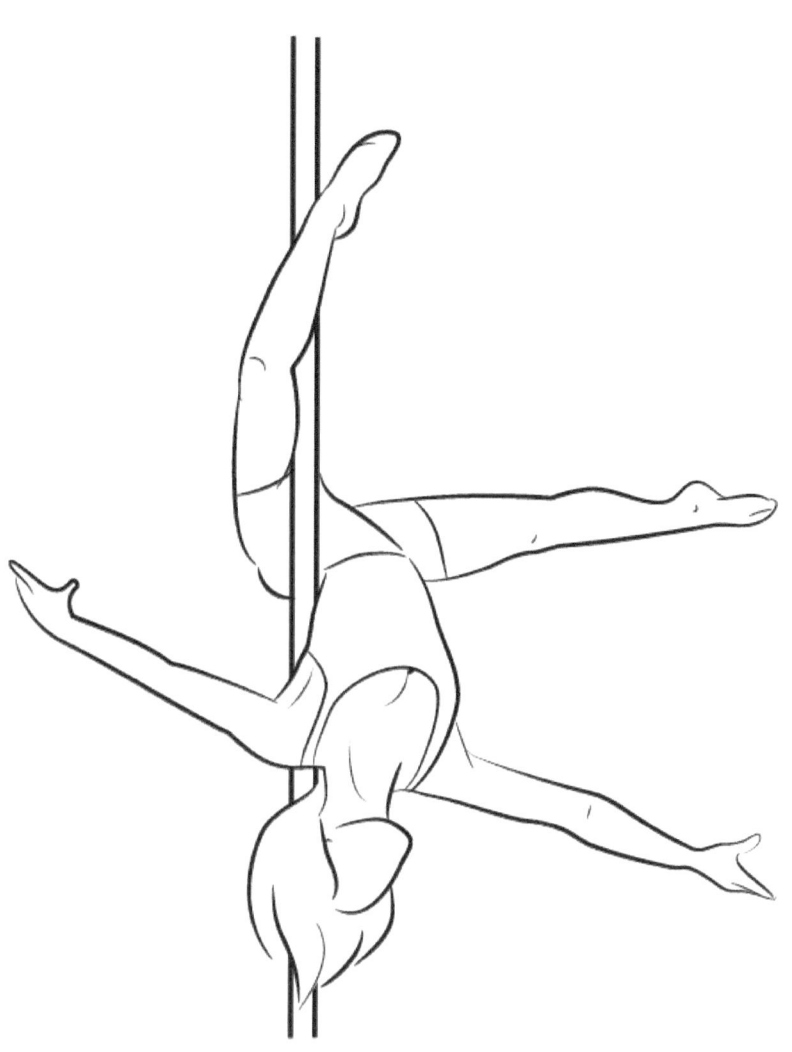

Bailarina Flotante

Esta será la última pose en este libro. Para comenzar, debes estar en posición básica sobre el tubo o *pole position*. Desde allí, con tu pierna exterior envuelta alrededor del frente del tubo y la otra por detrás, lleva tu torso al frente del tubo también, de manera que puedas apoyar tu espalda en él. Abraza el tubo desde atrás con tu brazo interno, agarrándolo con la mano por encima de tu cabeza, o con la axila para mayor reto. Después extiende hacia afuera tu otra mano y ambas piernas. Mantenlo durante el tiempo que puedas. Este es un acondicionamiento profundo para todas las áreas del cuerpo, y podrás sentirlo realmente cuando lo realices.

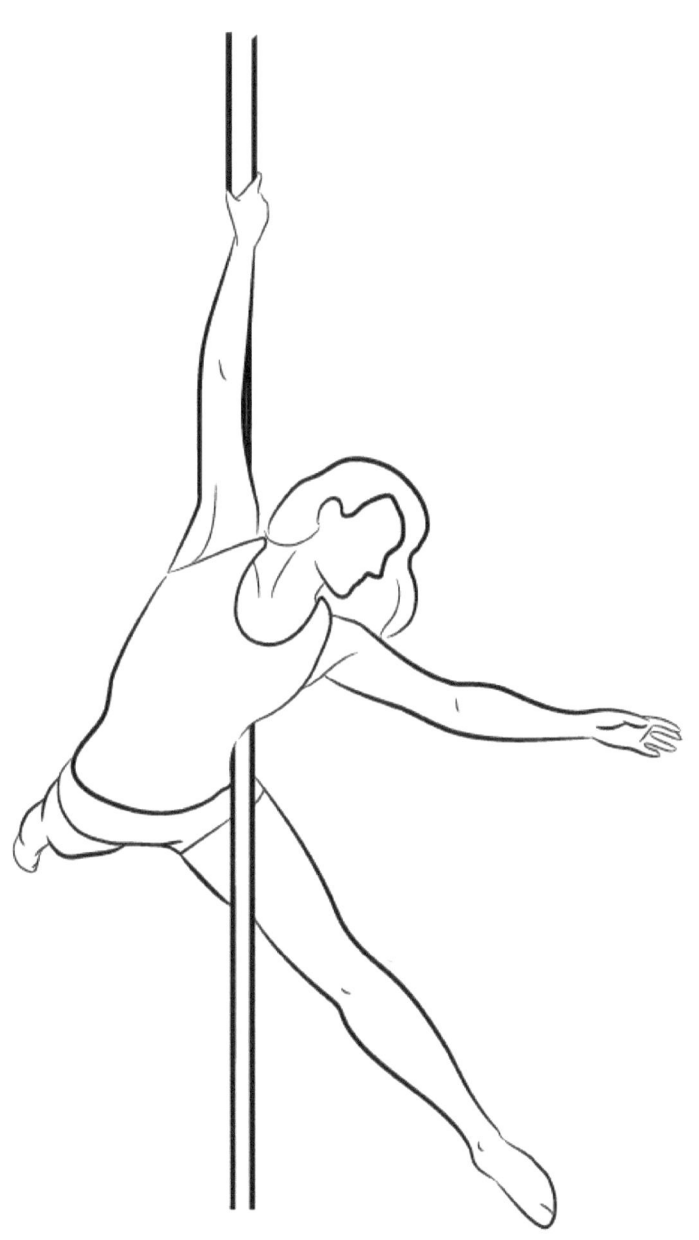

Este capítulo repasó algunas de las posiciones de *pole* más avanzadas. Son más difíciles, pero una vez que te enfoques en una y trabajes en ella, verás la diferencia inmediatamente.

Escaladas Avanzadas

Existen escaladas avanzadas que puedes probar, y se ven muy bien. Este capítulo repasará algunas de las escaladas avanzadas que hay, cómo hacerlas, y algunos de los mejores medios para hacer este tipo de truco de *pole*.

Escalada Caterpillar o de Oruga

Esta es una escalada invertida que puedes probar. Debes empezar con la inversión básica, soltando los brazos un poco para que estés pronto en la posición del crucifijo invertido. A continuación, debes aferrar el tubo con los brazos, ya sea en agarre de codo o agarre *split*. Sube tu cuerpo por el tubo, primero con los brazos y luego deslizando las piernas más y más hacia arriba. Esencialmente, estarás escalando el tubo en reversa, y es algo que aunque toma un poco acostumbrarse, también te permite enlazar combinaciones.

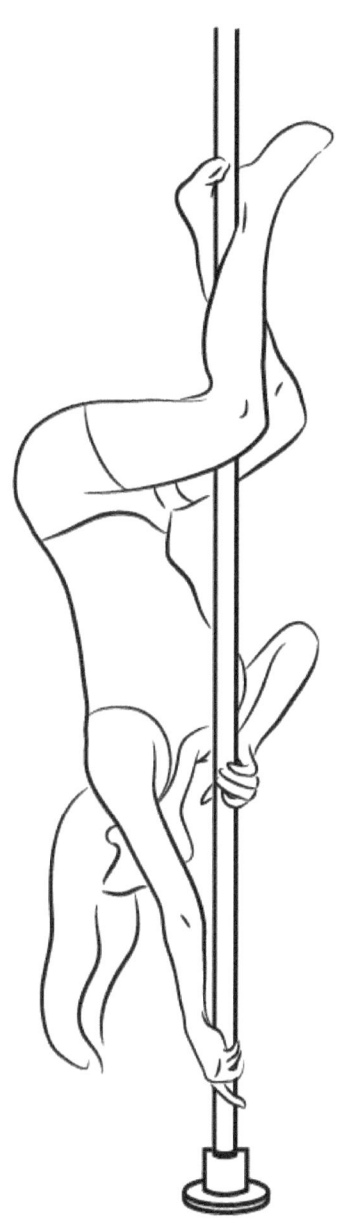

Escalada de Transición

Si quieres escalar el tubo con varias transiciones, claro que puedes. Para hacerlo, comienzas con una escalada básica. A partir de ahí, columpia sus piernas hacia arriba y escala un poco más. Es un poco complicado inicialmente, pero básicamente, lo que se quiere es seguir subiendo así. Puedes ir a una inversión, envolver tu pierna alrededor del tubo, y continuar. Es mucho más permisiva en términos de lo que puedes hacer, por lo que es una gran manera de experimentar con diversas escaladas.

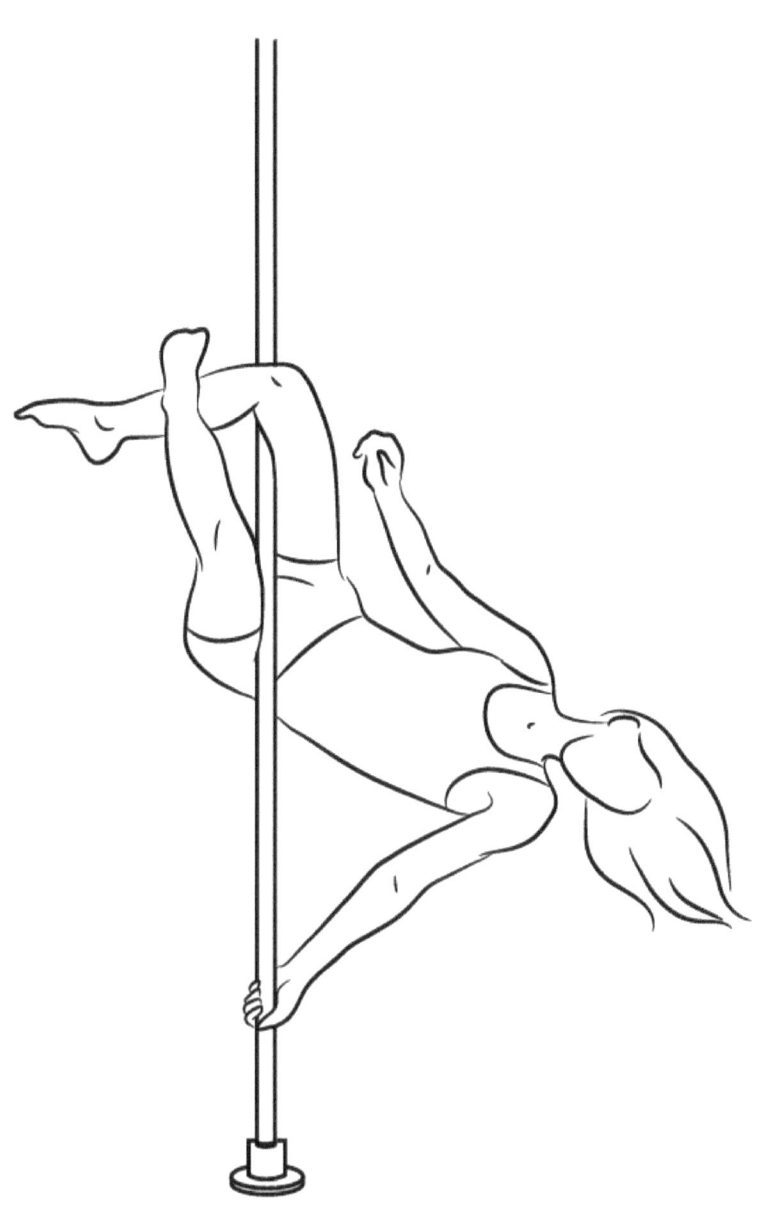

Escalada China o de Palo Chino

Esta es una escalada interesante que casi te hace parecer un mono cuando la haces. Si quieres ver qué tan fuerte eres, puedes probarla. Para comenzar, empieza agarrando el tubo con tu mano derecha y apoyando la punta de tu pie derecho contra el tubo. Luego, coloca la otra mano sobre la primera, y la pierna de ese lado, sobre la otra y procede a "caminar" por el tubo. Desde allí, puedes continuar subiendo y subiendo, cada vez moviéndote lo más rápido que puedas. Puedes medir así tu propia fuerza, y es definitivamente algo a considerar si quieres ver hasta dónde puedes llegar.

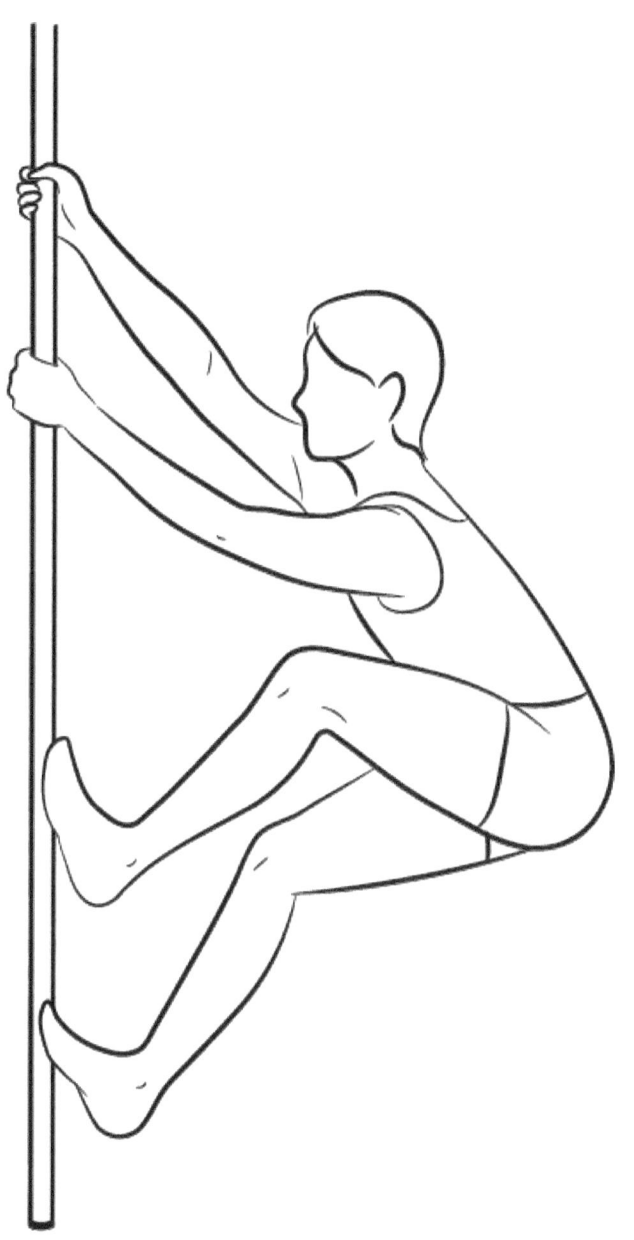

Escalada de piernas cruzadas o Cross Leg L Climb

Esta es una subida que es bastante simple, pero requiere que tengas buena fuerza en brazos y piernas. Para empezar, puedes comenzar en la posición básica, con las piernas extendidas y abrazando el tubo, como en *pike*, y tus manos en el agarre básico. Desde allí, sube tus manos unos 30cm por el tubo, retomando el agarre y sujetándolo firmemente. Ahora mueve las piernas ligeramente hacia afuera, a la vez que hacia arriba unos 5cm. Esencialmente, sólo debes continuar haciendo esto lo mejor que puedas, hasta llegar lo más alto posible. Es simple bajar también, ya que sólo necesitas un deslizamiento básico para moverte de la parte superior a la parte inferior, sin lastimarte.

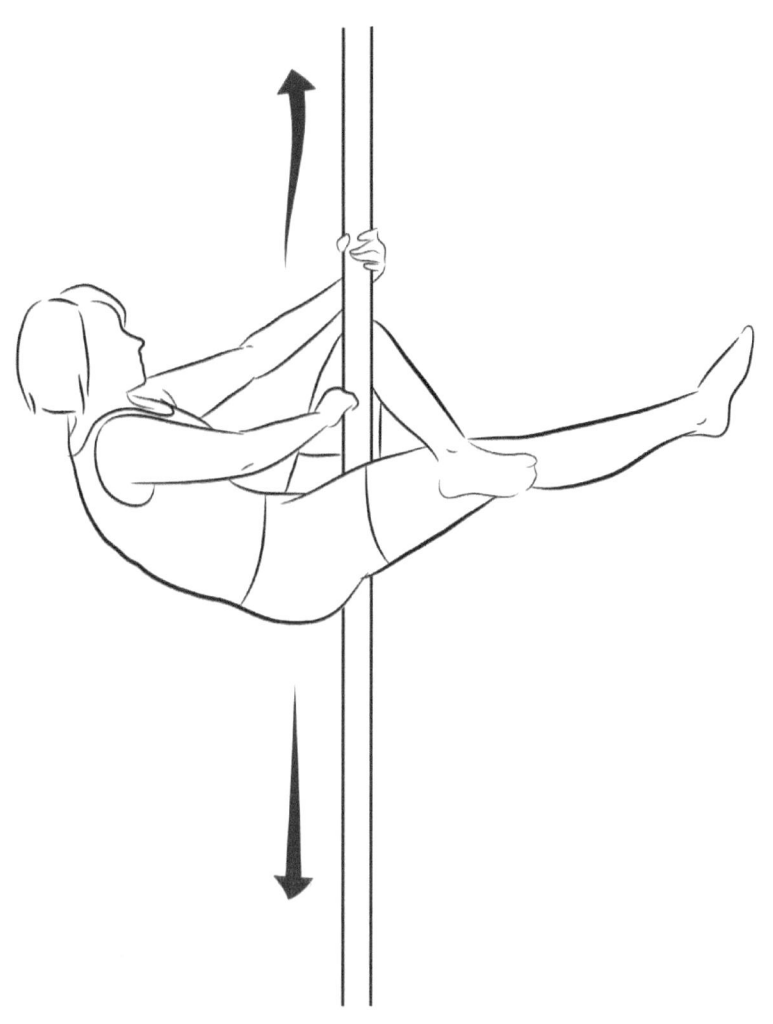

Súper Inversión Aérea

Para quienes desean poner a prueba sus habilidades de escalada, esta es una forma genial. Se trata de una súper inversión, que no harás despegando desde el suelo, sino una vez que ya te encuentres sobre el tubo. Para comenzar, debes entrar en alguna posición que te permita tener la espalda contra el tubo, para así realizar un agarre doble de copa y a continuación, la súper inversión. A partir de ahí, puedes mantener el cuerpo en plancha, o continuar la elevación de tus piernas, ya sea terminando de invertirte (en V, por ejemplo) o pasando a otros agarres y poses y continuar subiendo. Esto es muy difícil de hacer, sobre todo porque requiere una cantidad significativa de fuerza de brazo y abdomen, y es algo que se debe considerar si vas a subir y bajar el tubo.

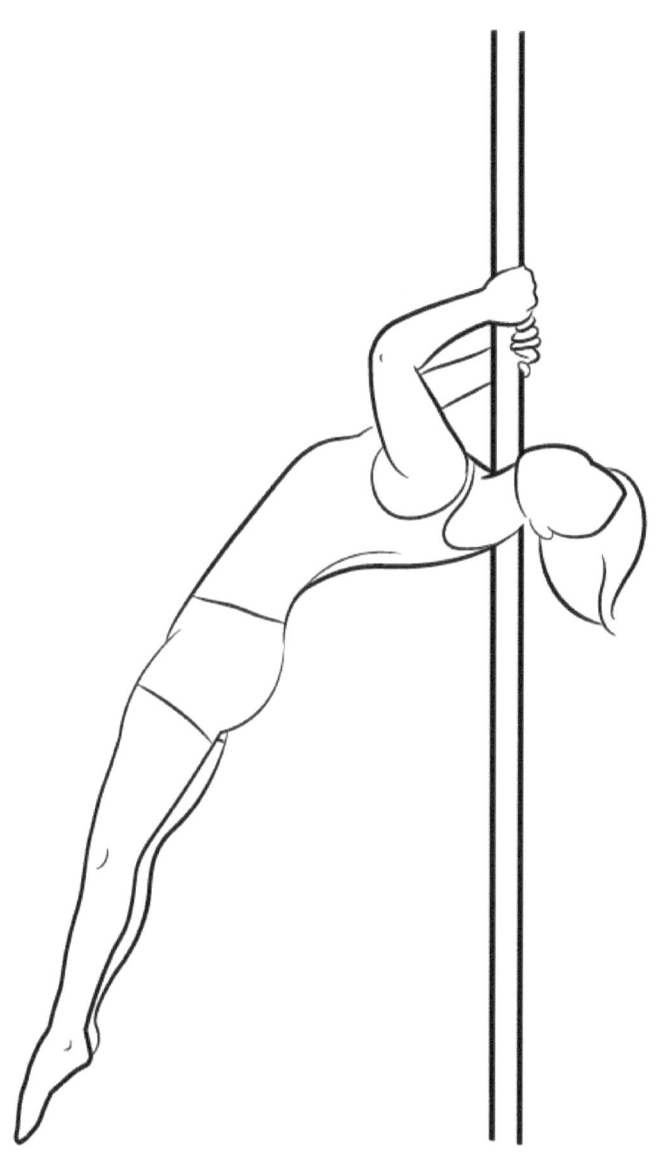

Inversión desde Pole Position

Esta es otra escalada que puede ayudarte a entrar a una posición invertida. Para comenzar, ubícate en posición básica de frente al tubo, o *pole position*. Entonces, mantén tus brazos allí, y trae tus piernas hacia adelante del tubo, del lado donde está el resto de tu cuerpo. Usando los músculos abdominales, patea tus piernas hacia arriba en una inversión básica. A partir de ahí, puedes pasar de una posición a otra. Este es un gran paso para probar si estás buscando agregar una transición agradable y subir de trabajo de tubo básico a algo más avanzado.

Con todas las escaladas, es mejor probarlas de forma lenta pero segura. No trates de dominarlas todas a la vez. Pueden tomar un poco de tiempo. Es genial usar estas escaladas como formas de transición también, y si estás buscando realmente brillar, seguramente podrás hacerlo con estos increíbles movimientos. Prueba algunos de estos movimientos en tu siguiente práctica de *pole*, y la diferencia se verá casi de inmediato.

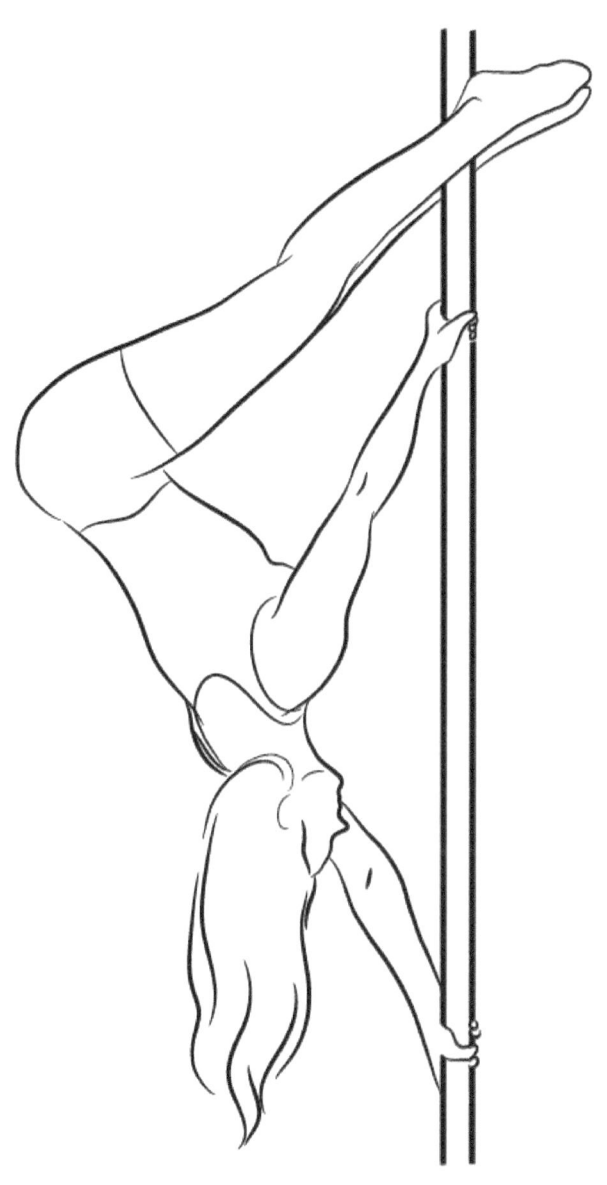

¡Divertidos Trucos de Pole Dance al Doble!

Seguramente has visto, como mucha gente, esos trucos de pole dance que involucran a dos personas. Los dobles son trucos grandiosos si lo que quieres es realmente dominar el tubo. Sin embargo, hay algunas cosas que debes tener en cuenta. Este capítulo repasará qué son los dobles, algunas precauciones de seguridad para realizarlos y varios trucos dobles geniales para realmente ampliar tu repertorio de pole dance.

¿Qué son los Dobles?

Los dobles son esencialmente trucos que haces con otra persona. Aunque los trucos individuales se ven muy divertidos, algunos de los trucos más estéticos e intrigantes que hay son los que se pueden hacer con dos personas. Son difíciles, sin embargo, y no para aquellos en nivel más básico. También requiere un poco de confianza de ambas partes. Hay algunas medidas de seguridad a considerar también, que se enumeran a continuación.

Medidas de Seguridad

Algunas de las medidas de seguridad son obvias, mientras que otras no tanto. Esta sección se sumergirá más y más en algunas de las principales precauciones de seguridad para tener cuidado cuando se aprenden dobles.

La primera, es que deben estar en el mismo nivel de habilidad. Lo peor que puedes hacer es conseguir alguien que no sea tan bueno como tú, traten de aprender algunos trucos, y termines lastimada. Practicar con quienes están en tu mismo nivel de habilidad evitará lesiones fuertes. Hay quienes son realmente buenos en salir de situaciones complicadas en el último minuto, así que asegúrate de encontrar a alguien que trabaje con las habilidades que tengas.

Además del nivel de habilidad, también se debe crear confianza. Esto es algo muy importante para quienes están aprendiendo esto. Tienes que confiar en la otra persona. Para empezar, debes poder confiar en que te sostendrán cuando hagan estos trucos; algunos de ellos requieren que estés totalmente separada del tubo, confiando en la fuerza de otra persona. La otra persona debe ser capaz de sostenerte completamente, y no dejarte caer. Otros trucos requieren que sostengas su mano o pierna. Esto es algo que debes decidir con la otra persona. Si eres la más pequeña, lo mejor sería que la persona más grande sea quien te sostenga, dependiendo también de la fuerza del cuerpo.

Por otro lado, está el hecho de que debes practicar todos estos trucos por tu cuenta antes de hacerlos con otros. Aprenderlos juntos toma mucho tiempo, y es una novedad para muchas de las personas que hacen esto. Si vas a aprender a hacer estos trucos, pruébalos por tu cuenta en función de tu posición, y haz que la otra persona aprenda también. A partir de ahí pueden continuar juntos, trabajando en su forma y en dominar estas duras técnicas.

Ahora que sabes a qué atenerte, con las obvias precauciones de seguridad, es hora de repasar algunas de las técnicas de dobles avanzados que puedes probar.

Caminata Sobre Hombros

Este es el más fácil, en mi opinión. Si ya eres gimnasta, o tienes alguna experiencia estando sobre los hombros de otra persona, éste es buen truco para empezar. Se puede entrar al movimiento de diversas maneras. Puedes apoyarte en las rodillas de la otra persona para ponerte sobre sus hombros, o puedes subirte desde el suelo y hacer que empujen hacia arriba. Cuando estés en la parte superior, agarra el tubo para ayudar a equilibrarte. También puede servirte de muleta, en caso de que vayas a caer.

En cuanto a la persona en la parte inferior, necesita tener hombros fuertes. Debe envolver su mano alrededor del tubo y aferrarse. Una vez allí, con la persona de arriba balanceada, puede caminar alrededor del tubo. A partir de ahí, la persona en la parte superior puede hacer transición a otra cosa, y esta sin duda puede ser una gran manera de construir confianza en la persona con quien trabajes.

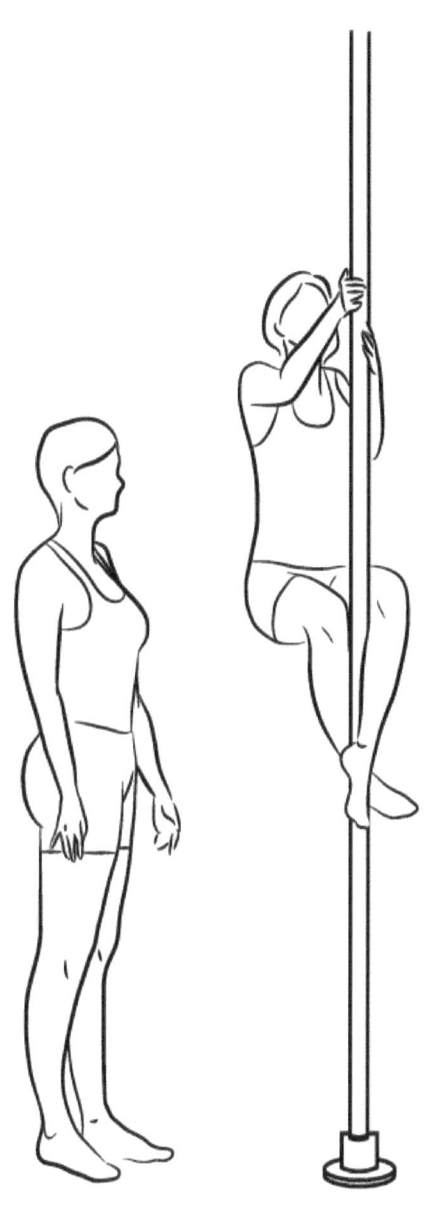

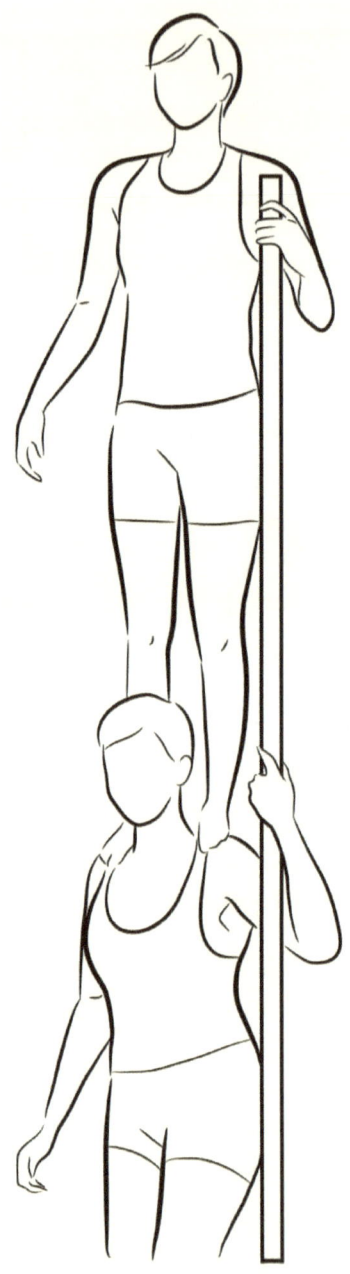

Box o Caja

Esta es otra de las técnicas de dobles más simples, sencillamente porque ambos están haciendo dos cosas diferentes, y puede dominarse una en el tubo antes de hacer la otra. Lo primero es aprender las posiciones. Deben estar en Superman y Superman Acostado. Aprende éstas antes de comenzar.

La primera persona debe entrar en la posición de Superman, subiendo por el poste según sea necesario para acomodar a la otra. A partir de ahí, la segunda persona debe estar unos 30cm o menos debajo de la primera, entrando en la pose de Superman Acostado. Una vez hecho esto, quien esté en la parte inferior debe agarrar los pies de quien esté arriba, y viceversa. Se aconseja no poner todo tu peso allí, así que asegúrate de adaptarte a esto. Mantén esta posición y ve cómo se siente.

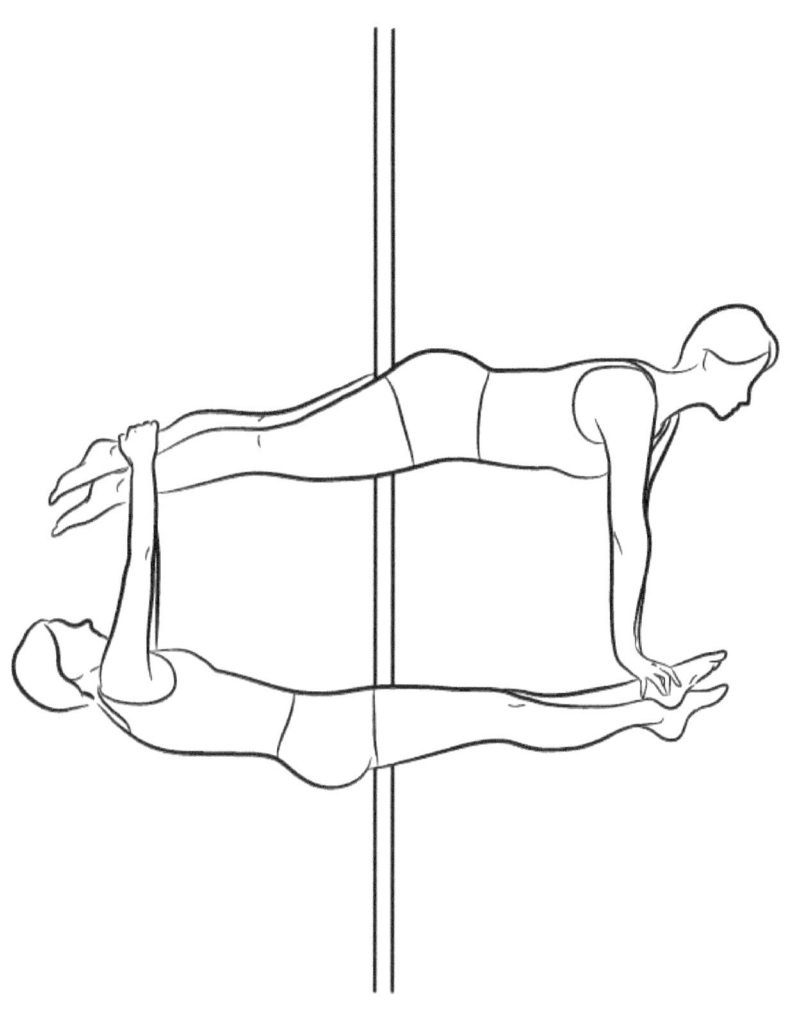

Splits Lean Out

Esta es una técnica de dobles más difícil ya que hay que poner mucha confianza en la otra persona. Para empezar, mantente con un agarre de codo en *pole position* columpiando tus piernas hacia el mismo lado que tu brazo y ubica tu cuerpo detrás del tubo en el lado opuesto. Quien está en la parte superior debe agarrar la mano de quién está abajo, sujetándola mientras ascienden por el tubo. Quien está arriba debe soportar todo el peso de quien está abajo, manteniéndose allí mientras esta persona extiende su pierna como en un *split*.

Ahora, si estás luchando con esto en cuanto a fuerza, puedes poner tus piernas en cada lado del tubo en una pose de "silla" para ayudar a balancearte. Si todavía se te dificulta, lo mejor es aprender algunos ejercicios de brazo antes de seguir adelante.

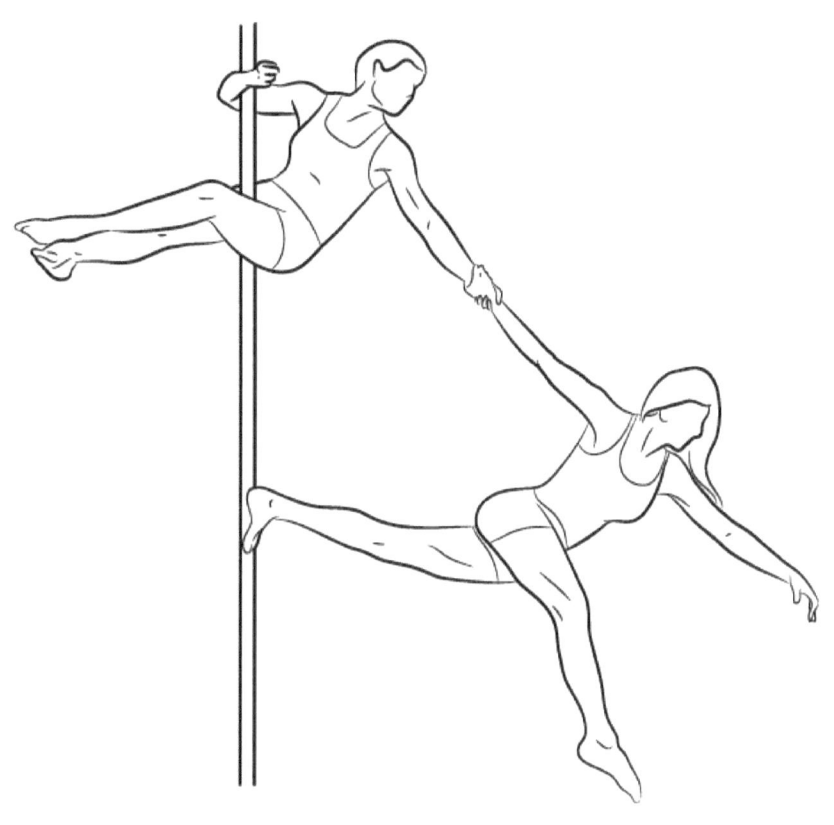

Balancín o Doble Plancha

También conocido como *Seesaw*, este es otro truco fácil de reclinación. Para empezar, quien está en la parte superior debe entrar en una pose de Palanca, soltando sus brazos del tubo al final. Si todavía estás aprendiendo, puedes comenzar a hacerlo con una mano en el tubo, no es un problema. Quien está en la parte inferior, debe escalar por el lado opuesto, su cuerpo justo por debajo del otro, y hacer lo mismo, usando una mano para sujetarse de ser necesario y de esta manera, ambas personas se harán contrapeso, para mantenerse horizontales. Lo que hay que hacer aquí es mantener la pose, dominar cómo mantenerla allí, y es probable que notes el peso que debe mantenerse. Prueba esto con una mano en primer lugar, o dos si realmente lo necesitas, y desde allí empieza a bajar a una mano si sientes que te cuesta.

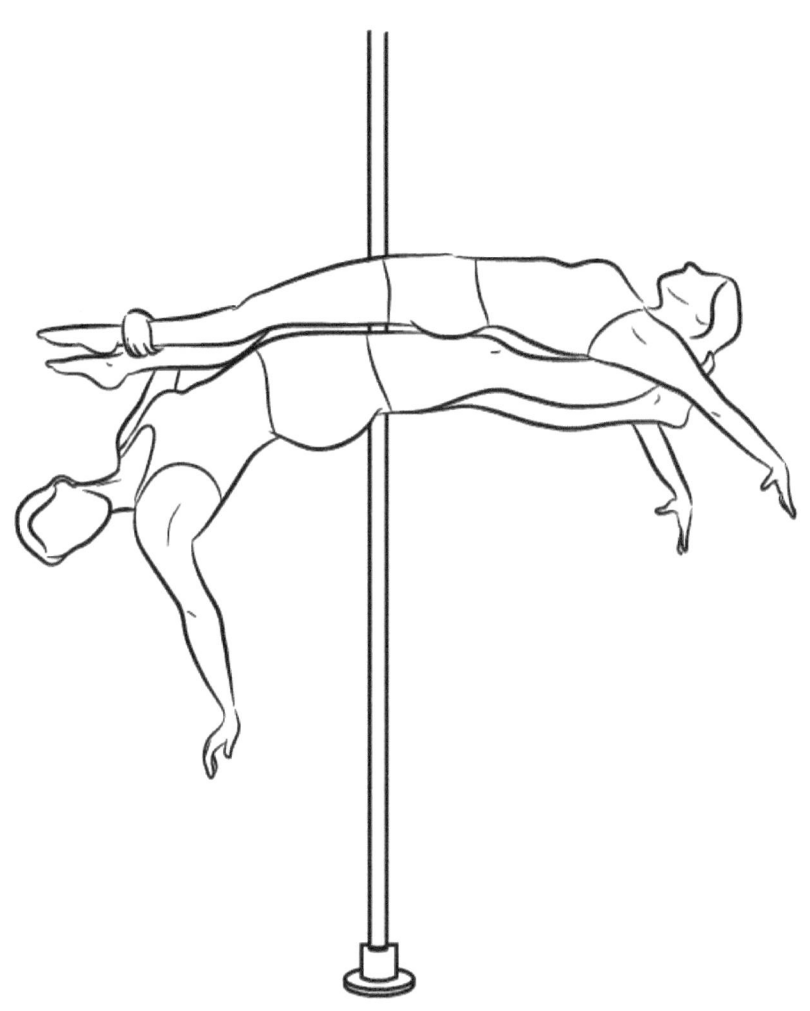

Pike Reflejado

Si te gusta sentarte en *Pike* en el tubo, esto es para ti. Esencialmente, es esa misma pose, pero en diferentes posiciones. Para empezar, la persona que estará arriba debe escalar lo más alto posible, con las piernas extendidas y el tubo entre ellas. Una vez arriba, debe contraerse o "enroscar" su torso, llevando la frente hacia las rodillas, con los brazos delante del tubo y sosteniendo sus piernas desde abajo, manteniendo la pose. Quien está en la parte inferior estará haciendo esencialmente lo mismo, pero desde una inversión. Ambas estarán del mismo lado, con los pies tocándose. Si quieres desafiarte a ti misma, sostén la pose, y luego suelta los brazos. Asegúrate de que ambas tengan los pies en punta.

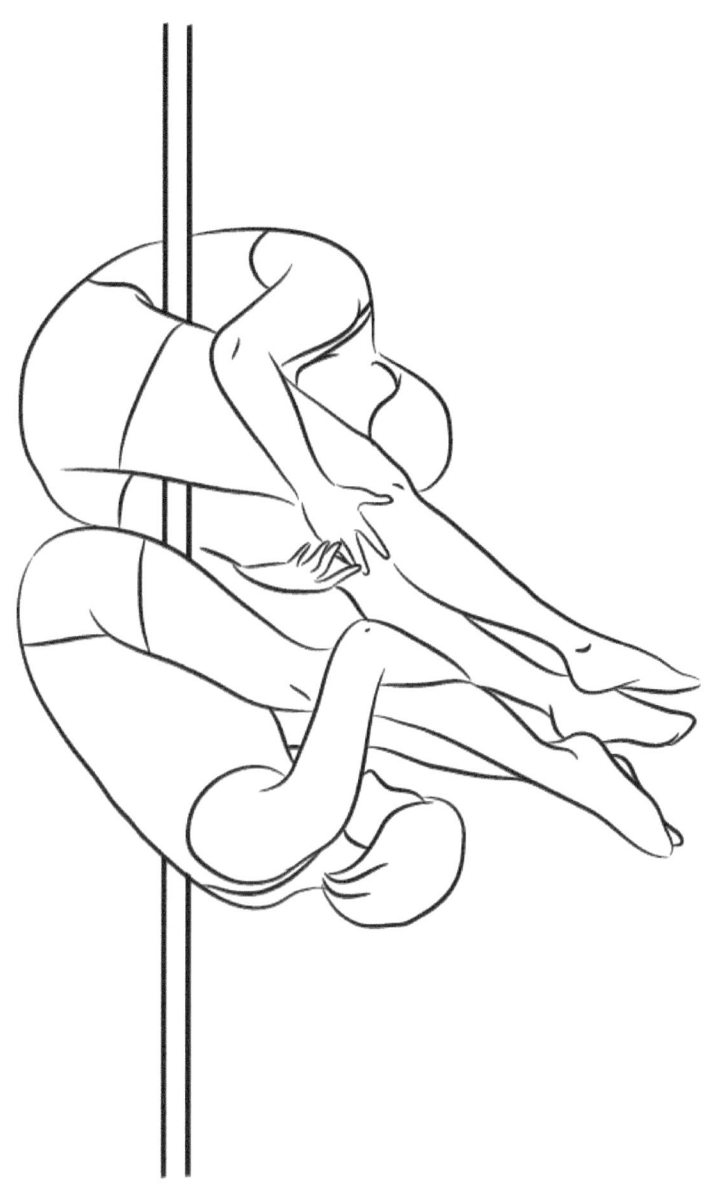

Death Grip o Agarre Mortal

Este es otro truco que requiere mucha fuerza para quien esté arriba, aunque no debería sostener todo el peso de quien esté abajo. Para empezar, quien esté arriba debe entrar en pose de silla o *Pike*, con las piernas extendidas, agarre de codo y el otro brazo extendido. Puede traer sus piernas al lado opuesto de su mano para un mayor desafío. Quien esté abajo, puede entrar en una pose de Superman desde el suelo, o desde una inversión si hay espacio. A continuación, debe tomar la mano extendida de quien está arriba, asegurándose de sujetarla y mantener su cuerpo completamente alineado. Esto es difícil, sobre todo debido al poco espacio que hay, y requiere un poco de confianza, pero luce muy bien.

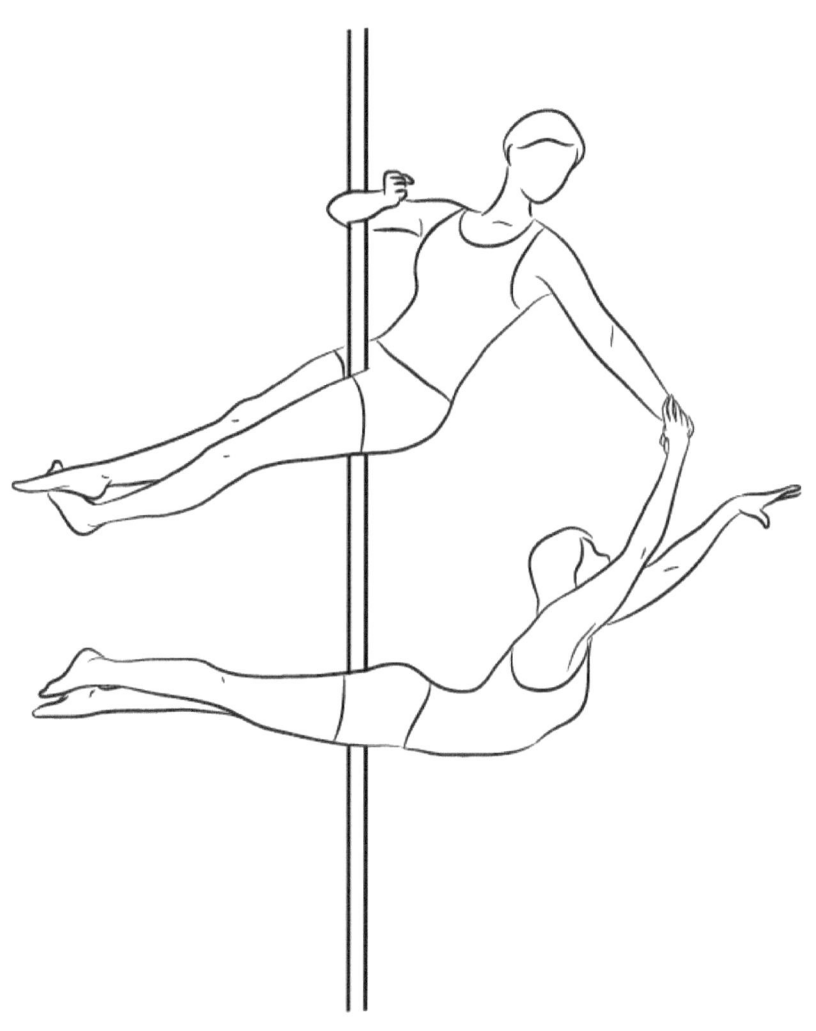

Tree Stand

La última pose de dobles para aprender es la parada de Árbol o *Tree Stand*. Para hacerla, una persona entra en inversión básica, seguida de un Crucifijo. Quien está abajo se arrodilla, con las piernas separadas al ancho de los hombros, con la espalda recta y los brazos extendidos hacia los lados. Esencialmente, quien está arriba extenderá sus brazos de la misma forma y, deslizándose un poco hacia abajo, los entrelazará con quien está abajo. Pueden tomarse de las manos. Mantengan la pose. Este truco se ve bonito, y es bueno para ayudar a construir fuerza en los brazos y para dominar las inversiones. Puedes entrar a la pose también desde un *Layback* si quieres algo un poco más fácil.

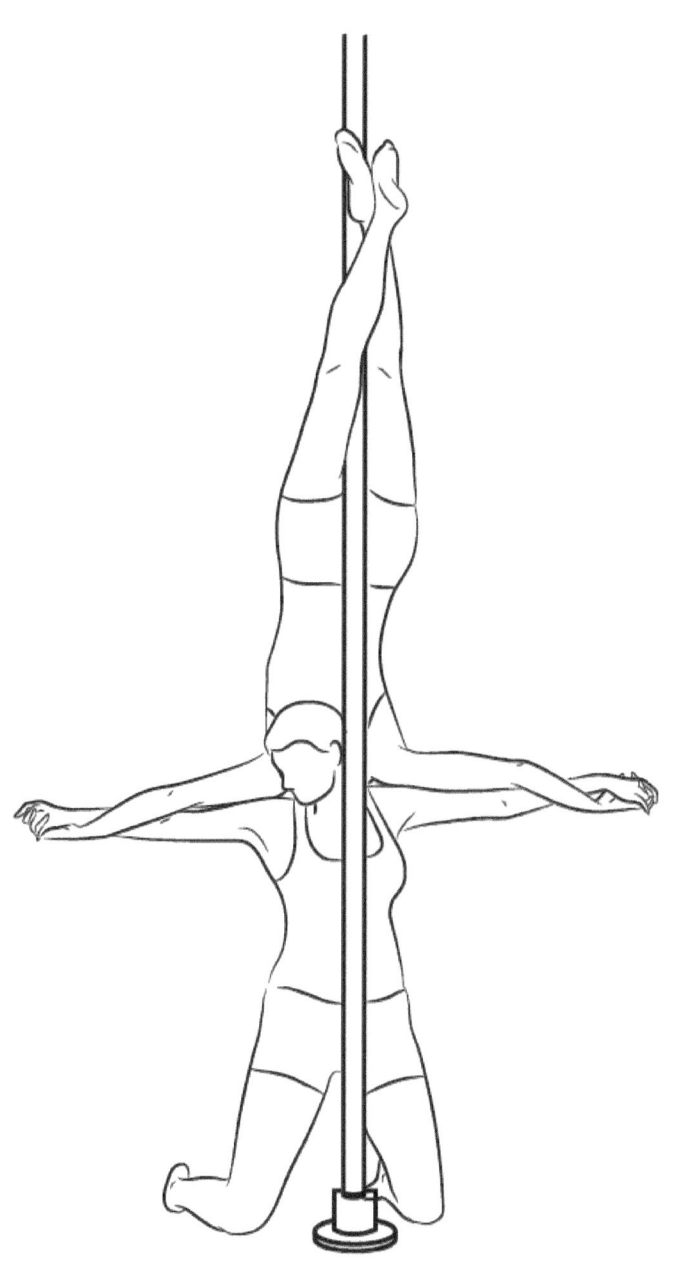

Estos trucos dobles toman un poco de tiempo para acostumbrarse, y a menudo no los aprenderás de inmediato. Sin embargo, si trabajas en ellos, manteniéndolos con el tiempo, podrás realmente dominar el arte del pole dance. Si estás aprendiendo esto con otra persona, esta es una gran manera de construir confianza también.

Trabajo de Piso Avanzado

Por último, hay algunas piezas de trabajo de piso que puedes aprender. Ahora, el trabajo de piso tal vez no requiera tanta atención en comparación con las inversiones y demás poses que ya hemos discutido. Sin embargo, hay algunas técnicas avanzadas que puedes aprender y este capítulo versará sobre algunas de ellas, que puedes agregar a cualquier rutina de pole dance para hacerla brillar como nunca antes.

Puente de una Mano

Esta pose es genial para quienes son buenas haciendo puentes. Para empezar, ubícate en la posición de puente. Esto debería ser relativamente fácil. Debes asegurarte de estar justo contra el tubo. Con tu peso equilibrado entre las otras tres extremidades en el suelo, eleva tu mano más cercana al tubo y sujétalo allí. También se puede extender en el aire. Esta es una gran manera de crear flexibilidad, especialmente si es eso lo que buscas.

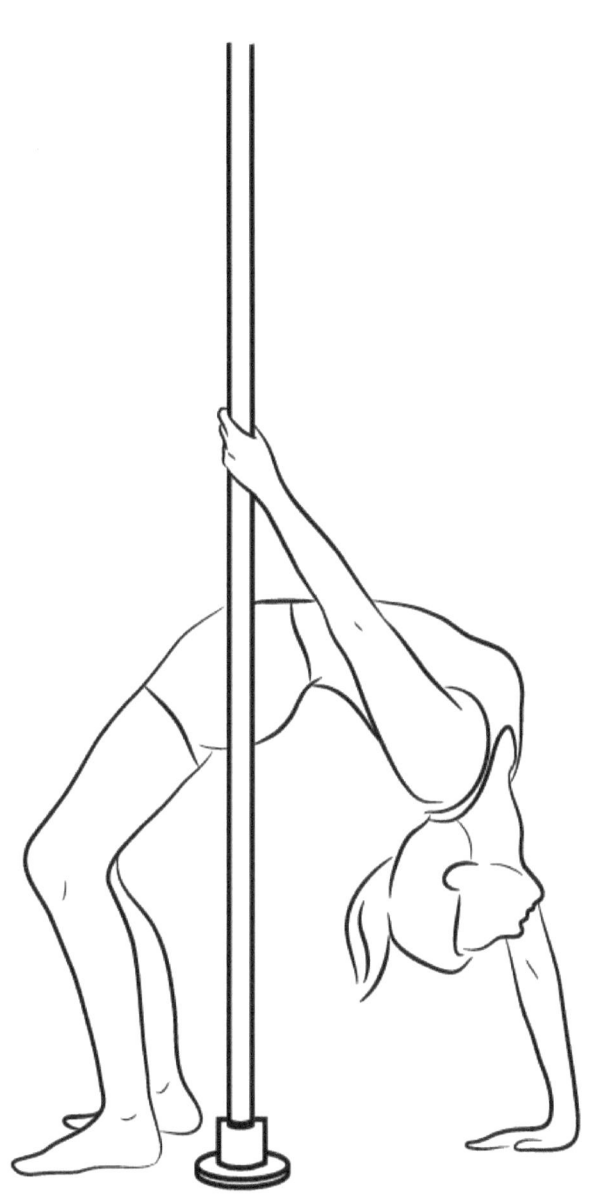

Split con pierna doblada

Una gran pieza de trabajo de piso y una forma increíble de construir tu flexibilidad es un *split* con la pierna doblada. Para hacer esto, debes hacer un *split* llegando tan abajo como puedas, con una pierna delante de la otra. Desde allí, flexiona la pierna que está tras de ti y llévala hacia arriba sujetando el pie con tus manos. Arquea la espalda y mantén esa posición. Asegúrate de sentir el estiramiento.

Si no puedes hacer esto de inmediato, trata de llegar lo más cerca que puedas a esa posición y ve cómo se siente con el tiempo.

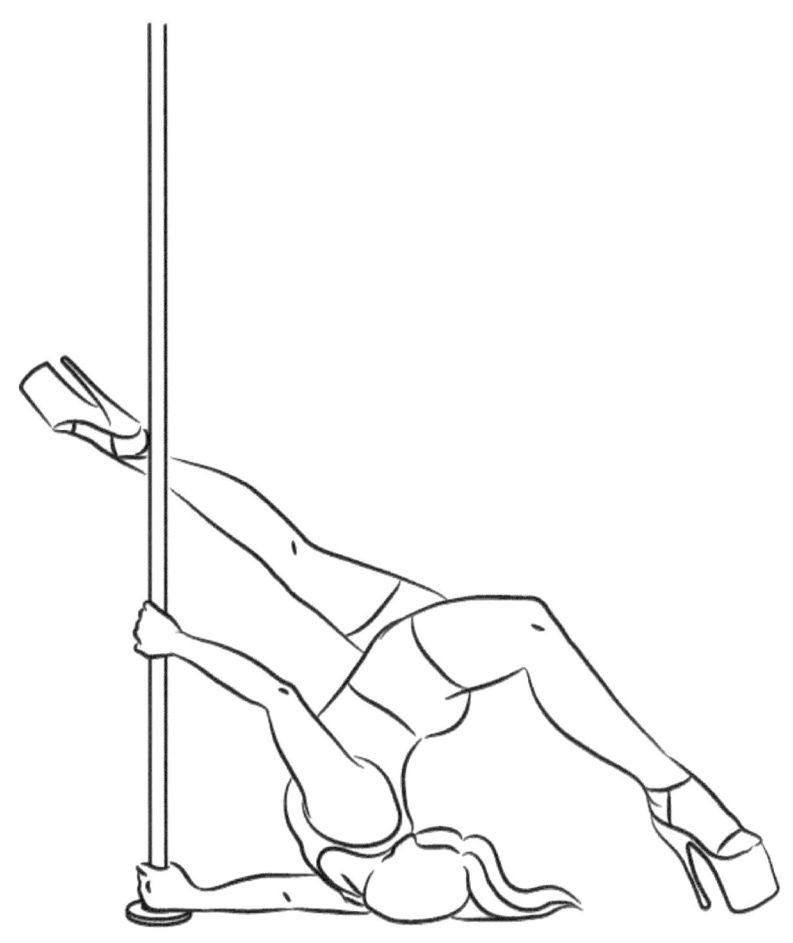

Curl trasero con estiramiento al tubo

Si estás buscando una gran manera de crear flexibilidad, pero que se vea muy sexy, entonces esto es para ti. ¿Conoces el estiramiento "perro mirando hacia arriba", popular en el yoga? Bueno, esto es casi lo mismo, un poco modificado. Para comenzar, debes acostarte boca abajo frente al tubo. Sujétalo con tus manos en agarre básico y eleva el torso contra él. Mantén las piernas hacia atrás y completamente horizontales, apretando tus glúteos mientras lo haces para un excelente ejercicio extra. Cuando llegues al punto que quieres, mantente allí, y luego puedes deslizarte hacia abajo. Esto no sólo se ve sexy, también es una gran manera de estirarte.

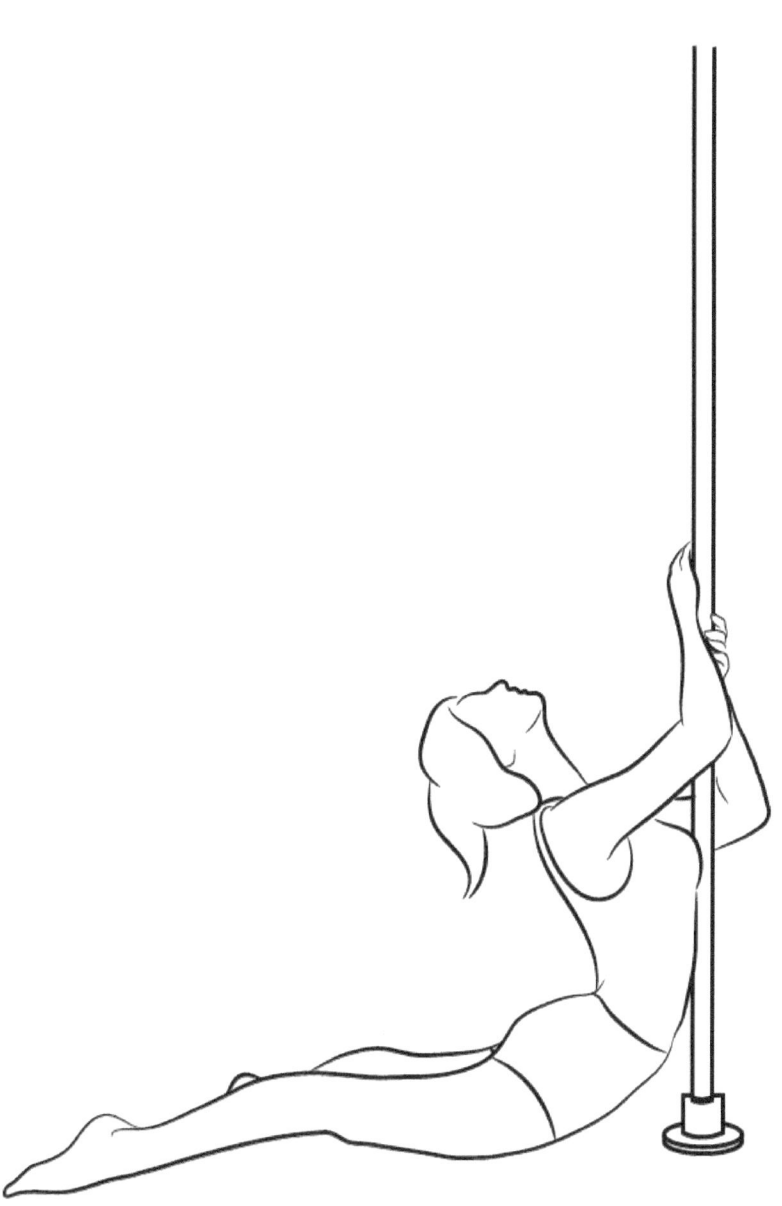

Box Splits

Este es el típico *split* que seguramente has visto. Es posible que no puedas hacerlo inmediatamente pero para comenzar, de pie frente al tubo, coloca tus manos en un agarre básico, sosteniéndolo mientras extiendes tus piernas hacia los lados, de forma perpendicular al tubo, deslizándote hacia abajo. Ve tan lejos como puedas. Sentirás el estiramiento, pero eso es lo que se quiere. Si estás luchando con esto, empieza a hacerlo cada día. La flexibilidad es algo que se acumula con el tiempo, y si eres capaz de deslizar las piernas hacia atrás una vez que hayas terminado, puede verse muy sexy.

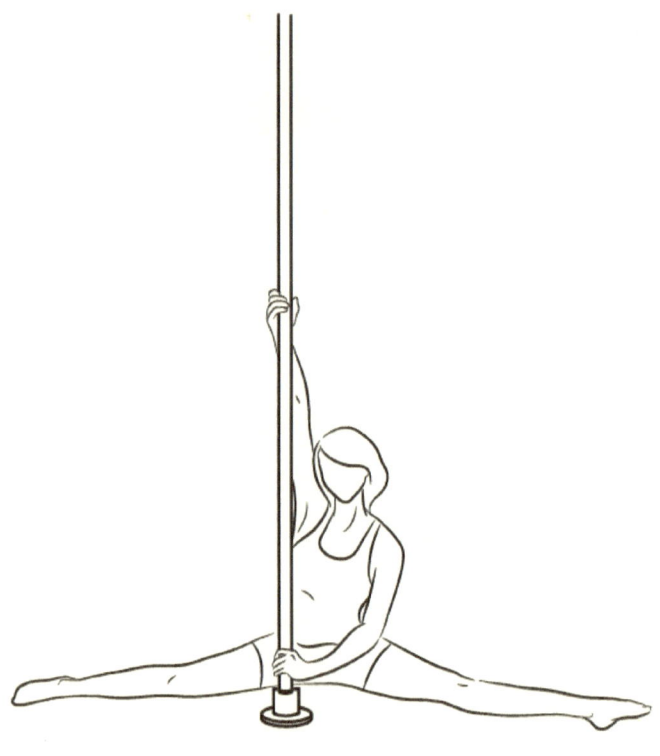

Estas diversas acciones de trabajo de piso de pole dance son excelentes si deseas probar movimientos atractivos, divertidos y realmente vigorizantes. Pruébalos, ve cómo se siente cada uno y de verdad, si no puedes lograrlos de inmediato, no desesperes. En su lugar, trabaja en ellos todos los días, manteniendo esto en el tiempo. Al hacerlo, podrás hacer realmente una diferencia en tu flexibilidad, y no sólo eso, también te ayudará con las poses sobre el tubo.

Tips para Dominar Movimientos Avanzados

Trabajar en los movimientos avanzados puede ser bastante duro. Si estás luchando, hay algunas cosas que puedes hacer para ayudarte a mejorar tus movimientos avanzados de *pole*. Estos *tips* te darán información y te ayudarán a dominar cualquier movimiento de pole dance que desees.

Ahora, antes de empezar, debes siempre asegurarte de hacer calentamiento. Puedes comenzar con un poco de trabajo de piso, giros y otras transiciones antes de comenzar estos movimientos avanzados, para que puedas luego mantener las poses. Hacer que la sangre fluya a los músculos sin duda ayuda mucho.

Si todavía estás luchando con algo, trabaja en construir fuerza y fortalecer tu núcleo, o *core*. La fuerza en brazos y núcleo es integral, así que si lo necesitas, incorpora más ejercicios de este tipo.

Te frustrarás con algunos de estos trucos al principio, más que nada porque es algo nuevo para ti, y tal vez no seas capaz de entrar en alguna pose tan fácilmente como quisieras. Si estás luchando en el tubo, regresa al suelo y reaprende el movimiento. Encuentra la manera de hacerlo en el suelo, a continuación cerca del tubo y, finalmente, sobre él. Tómate tu tiempo y aprende un truco a la vez a medida que continúas aumentando tu fuerza para ese movimiento. Algunos movimientos pueden requerir más fuerza en ciertas áreas, tales como los hombros. Otros pueden requerir mucho más núcleo, o más fuerza en los brazos. Es bueno que fortalezcas las áreas apropiadas, sobre todo porque cuanto más lo hagas, mejor serás más adelante.

Ahora, una cosa que no podrás evitar en pole dance, es el dolor. Los moretones empeorarán a medida que empieces a trabajar en los movimientos. Los "besitos del tubo" son de esperarse. Es necesario trabajar en el acondicionamiento físico para estos movimientos, sobre todo porque requieren mucho de ti. Definitivamente, debes asegurarte de hacer el esfuerzo completo, trabajar en sus movimientos, y desde allí, ver a dónde puedes llegar. Recuerda, sin dolor no hay ganancia, y si estás luchando y sientes dolor, finalmente vas a superar ese obstáculo.

Si estás usando un tubo de acero inoxidable, tal vez sería mejor que buscaras uno de titanio o incluso de latón. Estos ofrecen mayor fricción para la piel y por ende, agarre, lo que puede ser extremadamente útil si estás trabajando en movimientos más complicados. Definitivamente te traerá muchos beneficios a largo plazo.

Trabaja en tu flexibilidad. Esto debe ser algo que hagas siempre, como bailarina de *pole,* pero para muchos de estos movimientos más avanzados, tener flexibilidad hace la diferencia entre lograr el truco y no lograrlo. Mucha gente no se da cuenta de que si no eres flexible, no podrás ir más lejos con esto. Llegas a un estancamiento. En lugar de resignarte, empieza a trabajar en ser más flexible. Incluso aprender a hacer *splits* puede hacer una diferencia en tu flexibilidad, eso es seguro.

Si tienes problemas de fuerza, es bueno que realices entrenamiento de fuerza para las diversas áreas. No es que tengas que convertirte en adicta al gimnasio, pero enfócate en hacer abdominales, trabajo de núcleo más activo, e incluso trabajar en tu fuerza de brazos puede hacer maravillas. Si pones esto en práctica, podrás ver realmente una diferencia en la forma en que haces los movimientos.

Por último, aprende a ser paciente contigo misma. Al principio, es posible que sientas que no estás avanzando, pero con toda honestidad, de seguro lo estás haciendo. Podría parecer que el camino es interminable, pero eso es porque en realidad estás trabajando para lograrlo lento pero seguro. Para muchas personas, incluso ir desde una posición normal, con los pies hacia abajo, a una inversión puede llevar mucho tiempo, y con las rutinas más avanzadas, puede ser muy duro. Sin embargo, no te desesperes, ni te desanimes. Si todavía estás cometiendo errores, entonces con más razón debes continuar. Recuerda, algunos de los mejores bailarines han estado trabajando en esto sin parar durante años tratando de perfeccionar sus rutinas y trucos, lo que significa que podría tomarte el mismo tiempo a ti. Si sientes que no estás llegando a ningún lado, tal vez sea bueno que te grabes en video. Esto te puede ayudar a aprender aún más, al ver exactamente dónde necesitas mejorar.

Estos consejos ayudarán a cualquier persona que se ha estancado, a comenzar a mejorar aún más. Es bastante difícil y, a menudo, no es fácil pasar de una posición a la siguiente, o incluso de un nivel a otro. Pero si continúas con esto, trabajando hacia adelante en lugar de enfocarte en lo malo, comenzarás a darte cuenta de que sí puedes hacerlo, que eres fuerte, y todo va mejorar con el tiempo.

La Paciencia es Clave

Ahora que has aprendido acerca de los trucos avanzados, puedes ver que definitivamente hace falta un montón de trabajo, práctica y dedicación. Las inversiones y súper inversiones son bastante complejas, y requieren una gran cantidad de energía para ejecutarse. Tienden a cansar el cuerpo.

Sin embargo, no dejes que esto te desanime. Cuando aprendas estos movimientos, comenzarás a darte cuenta de lo lejos que has llegado. Desde este punto en adelante, todo queda de tu parte. Empieza a hacer algunos movimientos más, aprende más y más acerca de los diversos aspectos de esto, tratando de aprovecharlo al máximo. A pesar de que podría ser un camino largo, que a veces se siente intransitable, lo mejor que puedes hacer es nunca darte por vencida. Aprende los trucos mencionados aquí, mantén los consejos en mente, y simplemente sigue practicando. La paciencia y constancia darán sus frutos. Cualquier truco en este libro se puede aprender, pero los factores decisivos serán el tiempo, la dedicación y el trabajo duro que le dediques, para convertirte en la mejor bailarina de pole dance que puedas llegar a ser.

¿Lista para llevar tu pole dance al nivel experto?

Busca *Pole Dance para Expertos* en Amazon

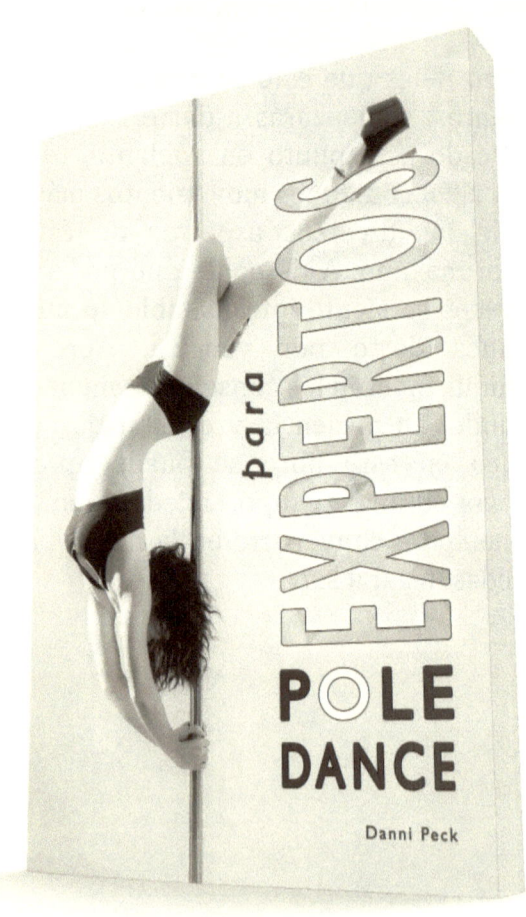